Heilung, Gesundheit

und vieles mehr

mit

REIKI

Dieses Buch wurde sorgsam erarbeitet. Als Wegweiser bietet es eine Chance, zum wahren Selbst zu finden.
Hier werden keine medizinischen Empfehlungen und Verordnungen gegeben.
Es empfiehlt sich, wenn eine ärztliche Maßnahme erforderlich ist, einen behandelnden Arzt und / oder Heilpraktiker ins Vertrauen zu ziehen.
Jeder ist für sein Tun und Handeln, sowie dessen Folgen, eigenverantwortlich.
Die Autorin übernimmt keinerlei Garantie beziehungsweise Verantwortung für eventuellen Schaden durch den Gebrauch oder Missbrauch der Informationen aus diesem Buch.

Jutta Kirsch

Heilung, Gesundheit und vieles mehr mit REIKI

Ein Handbuch für den ersten und zweiten Reiki-Grad

Liebe Reiki-Freunde und die, die es noch werden möchten,

ich werde mir erlauben, euch mit einem persönlichen „du“ anzusprechen. Zum einem sind wir geistig und seelisch auf dem gleichen Weg, zum anderen schafft es eine vertraute Atmosphäre.

Beim Lesen wünsche ich allen von ganzem Herzen viel Freude!

Herstellung und Verlag: Books on Demand GmbH, Norderstedt
ISBN 3-8334-1578-9

Inhalt

Vorwort

Dank eines Zufalls erfuhr ich von Reiki. Meine erste Frage war damals: „Was ist denn Reiki???“ Noch nie hatte ich etwas von dieser Heilmethode gehört. Heilung zu erfahren durch das Auflegen der Hände. Diese Methode hörte sich sehr mystisch an und beflügelte meine Neugierde.

Mit Reiki sah ich in erster Linie für mich eine Chance, meine Gesundheit wieder zu erlangen.

Seit circa 10 Jahren stellte sich bei mir ein- bis zweimal im Jahr eine Lungenentzündung ein. Schwindelanfälle, Herzrasen und innere Unruhe lernte ich ebenfalls kennen. Ständig auf der Suche nach Erklärungen, tat sich in mir immer wieder der Wunsch nach Gesundheit auf.

Was hatte ich nicht alles versucht! Aus meinen Zähnen ließ ich das Amalgam entfernen. Ich kaufte verstärkt Produkte, sei es Kosmetik oder Nahrungsmittel, die als „sehr gut“ beziehungsweise „gut“ ausgewiesen wurden. Mehrere Untersuchungen ergaben keine körperlichen Ursachen. Für mich ein erfreuliches Ergebnis, doch die erwähnten Krankheiten begleiteten mich. Hatte ich nicht alles; wundervolle Kinder, einen wundervollen Ehemann, Haustiere und so könnte ich noch einige schöne Dinge aufzählen. Wenn nicht körperliche – vielleicht gibt es ja psychische Erklärungen. Einige Psychologen und Mediziner erklären Krankheiten als Symptome, mit denen uns der Körper Signale gibt. Diese Signale sollten wir uns zu Nutze machen, um so Spannungen in unserem Leben oder ungelösten Konflikten entgegenzuwirken. In all den gelebten Jahren deponieren wir in unserem Körper so genannten Unrat. Nach dieser Erkenntnis suchte ich eine Psychologin auf. Sicher kostet dieser Schritt auch Überwindung, zumal das Wort „Psyche“ für viele Menschen einen negativen Beigeschmack beinhaltet. Psyche bedeutet aber nichts anderes als Seele, Seelenleben. Vielleicht hatte ich meine Erwartungshaltung zu hoch angesetzt. Beim ersten Gespräch enttäuschten mich Aussagen wie, chronische Krankheiten lassen sich selten beheben. Unter Schwindelanfälle leiden häufig Frauen und auch hier ist meist keine Heilung in Aussicht. Sollte ich wirklich damit leben müssen? Nach dem zweiten Gespräch war mir klar, dass ich diese Art Gespräche nicht brauchte. Auch die Psychologin stimmte mir zu und meinte, bei mir wäre noch kein Bedarf. Welchen „Bedarf" meinte sie?

Jedoch gab ich mich nicht damit zufrieden und suchte weiter. Aber wonach?

Auf einem Fest erzählte ein junger Mann von Reiki. War es das? Hatte ich danach gesucht? Heute, dank Reiki weiß ich, fast jeder der Heilung und Gesundheit erlangen möchte, schafft dieses auch. Ich bin wie viele andere Menschen der lebende Beweis. Nutze die universale Energie; um so dein eigenes Leben jeden Tag mitzuerleben. Es ist nicht so wichtig – lange zu leben, sondern wichtig – richtig zu leben.

Reiki kann dem helfen, der den aufrichtigen Herzenswunsch besitzt vom Alkohol loszukommen, das Rauchen aufzugeben oder sein Idealgewicht zu erreichen. Reiki kann aber noch viel mehr. Es hilft dir, ein zufriedenerer, glücklicherer und sogar schönerer Mensch zu werden. Dein Leben wird erfüllter und einige deiner Träume werden wahr. Als Reiki-Neuling suchte ich in den ersten Wochen immer nach Lektüre. Wie groß sind die Möglichkeiten? Beim Experimentieren mit der universalen Energie taten sich in mir stets neue Ideen zum Ausprobieren auf. Im Gespräch erstaunte ich meine Zuhörer immer wieder, was alles mit Reiki möglich ist. So entstand die Idee, in einem Buch die Wirkung von Reiki festzuhalten. Sicher ist es noch lange nicht alles. Und sicher führen auch manchmal andere Wege zum Ziel. Du und ich, wir alle wachsen täglich mit und durch die universale Energie. Nehme meine Ausführungen als Anregungen für heute wahr!

In meinem Buch möchte ich das Zusammenspiel von universaler Energie und positiven Botschaften zum Ausdruck bringen. Für diejenigen von euch, die noch nicht viele Erkenntnisse über Reiki erworben haben, bietet dieses Buch einige Aufschlüsse, die auch in anderen Reiki-Büchern zu lesen sind. Erfreulich war später für mich, aus diesen Büchern zu entnehmen, dass deren Verfasser ähnliche und manchmal auch gleiche Erlebnisse mit Reiki machten. Wenn du dich für Reiki interessierst, nach Heilung, Gesundheit und Veränderungen in deinem Leben suchst, ist dieses Buch genau das Richtige für dich.

Ich sprudele oft bei dem Thema „Reiki" voller Begeisterung über. Mit Reiki zu leben ist so gut, dass ich mir wünsche, viele, ja sogar alle Menschen auf unserer Welt würden diese schöne Energie bewusster nutzen.

Was du dazu brauchst: sind deine Hände, positive Gedanken, Zeit und Geduld.

Vielleicht teilst du am Ende dieses Buches mit mir meine Begeisterung.

Die überlieferte Geschichte des Reiki

Dr. Mikao Usui aus Kyoto (Japan) entdeckte die uralte Heilkunst Ende des 19. Jahrhunderts wieder. Sein Interesse galt der Fähigkeit; sich selbst und andere Menschen zu heilen, wie es einst Buddha tat, durch das bloße Auflegen der Hände. Er beschäftigte sich mit christlichen und chinesischen Schriften. Eines Tages – nach langer hingebungsvoller Suche – entdeckte er in Sanskrit verfassten Buddha-Sutren, der ältesten Schrift der Menschheit, einige Symbole und Formeln. Offenbar enthielten diese die Antwort auf die wunderschönen Kräfte zur Heilung. Trotz seiner Weisheit und dieser Kenntnisse, gelang es ihm nicht die Energie zu aktivieren.

Dr. Usui begab sich aus diesem Grund auf den heiligen Berg Kurama. 21 Tage meditierte, betete und fastete er dort. Er bat um Visionen und Antworten auf all seine Fragen. Am letzten Tag erschien ein strahlendes, helles Licht, welches sich blitzschnell auf ihn zubewegte und seine Stirn traf. Vor seinem geistigen Auge erschienen die vertrauten Symbole und Sanskritbuchstaben. Der Lichtstrahl war so heftig, dass er zu Boden geworfen wurde und sein Bewusstsein für kurze Zeit verlor. Von diesem Augenblick der Erleuchtung an, verfügte Dr. Usui über das Geschenk der Heilkraft.

Beim Abstieg von dem heiligen Berg verletzte sich Dr. Usui am Fuß. Als er seine Hand auf die Wunde hielt, stoppte die Blutung und der Schmerz verging. Hungrig kehrte er in ein Gasthaus. Die Tochter des Wirtes litt unter Zahnschmerzen. Er legte seine Hände auf die geschwollene Wange, die Schmerzen und die Schwellung gingen zurück.

Dr. Usui kehrte in sein Kloster zurück. Nach einigen Tagen entschied er sich, in die Armenviertel von Kyoto zu gehen, um dort die Bettler zu heilen und ihnen ein besseres Leben zu ermöglichen. Er behandelte viele Kranke und schickte sie nach ihrer Heilung los, um Arbeit zu suchen.

Eines Tages jedoch, sah er die gleichen Gesichter wieder in der Bettelstadt. Sie beklagten sich, wie mühsam das Arbeiten sei und wie anstrengend das Leben war. Sie wollten lieber ihren Lebensunterhalt als Bettler verdienen.

Dr. Usui erkannte, dass er etwas Wichtiges vergessen hatte: Ihnen Dankbarkeit zu lehren. > Was nichts kostet, ist auch nichts wert <. Andere und sich selbst zu heilen, ist auch mit Arbeit und Zeit verbunden. Es ist ein > Nehmen < und ein > Geben <. Daraufhin erstellte er die fünf Lebensregeln des Reiki.

Gerade heute
sei ohne Ärger.
Gerade heute
ist für mich gesorgt.
Gerade heute achte ich alle Wesen.
Gerade heute arbeite ich redlich.
Gerade heute danke ich.

Dr. Mikao Usui

Dr. Usui verließ das Armenviertel und begann zu unterrichten. Er entwickelte das „Usui-System der natürlichen Heilung“ und nannte dieses „REIKI“.

Der pensionierte Marineoffizier Dr. Chujiro Hayashi wurde sein Schüler und engster Mitarbeiter. Auch er fühlte sich den leidenden Menschen verbunden. Kurz bevor Dr. Usui sein Leben sich dem Ende neigte, übergab er Dr. Hayashi die Verantwortung und ernannte ihn zum Meister des Reiki. Dr. Hayashi errichtete eine Reiki-Klinik in Tokio.

Eine junge Frau, Hawayo Takata, kam 1935 aus Hawaii nach Japan, um sich einen Tumor operativ entfernen zu lassen. Da sie für eine Operation zu schwach war, begab sie sich schließlich in die Reiki-Klinik von Dr. Hayashi. Die täglichen Reiki-Behandlungen verhalfen ihr, vollkommen gesund zu werden. Dieses wundervolle Erlebnis löste in ihr den Wunsch aus, Reiki selbst zu lernen. Zunächst wurde ihr dieses verweigert. Doch ihrem heftigen Drängen gab Dr. Hayashi nach, und bildete sie aus.

Bevor Dr. Hayashi starb, weihte er Frau Takata zur Meisterin des Usui-Systems der natürlichen Heilung. Er ernannte sie als Nachfolgerin. Bis zu ihrem Tod, im Jahre 1980, weihte sie 22 Reiki-Meister und -Meisterinnen in diese Reiki-Heilmethode ein.

Dies ist die überlieferte Geschichte des Reiki aus dem Westen.

Die 5 Reiki Lebensregeln

Gerade heute sei ohne Ärger

- Was aus Ärger oder Wut geschieht, bringt unheilvolle Reaktionen hervor und entfernt jeden von der kosmischen Gesamtheit. Sage dir, wann immer du Ärger verspürst > *Friede sei mit mir* <.

Gerade heute ist für mich gesorgt

- Verabschiede dich von allen Sorgen und lebe. Das Leben ist wunderbar. Jedes Geschehnis verbirgt einen göttlichen Sinn.

Gerade heute achte ich alle Wesen

- Alle Wesen entwickelten sich aus derselben Quelle, wie du und ich. Achte und liebe alle Wesen, auch sie sind ein Teil unseres Universums und erhielten ihr Dasein.

Gerade heute arbeite ich redlich

- Sei bemüht. Verdiene dein Brot ehrlich, und unendlich viel Gutes kommt dir auf all deinen Wegen entgegen.

Gerade heute danke ich

- Sei dankbar für die dauerhafte Gesundheit, das andauernde Glück und die anhaltende Liebe. Dankbarkeit entsteht in deinem Herzen und schenkt deinem Leben Fülle.

Was ist Reiki?

Reiki (gesprochen: Reeki) ist eine japanische Bezeichnung für Universale Lebensenergie. Die Silbe > *Rei* < heißt universal, ganzheitlich und > *Ki* < ist die vitale Lebenskraft, die durch alles Leben fließt und Leben erhält. > *Universal* = *Universell* < bedeutet: überall vorhanden. Diese Energiequelle befindet sich überall um uns herum und ist ständig in unendlicher Fülle in unserem gesamten Universum vorhanden. Einen Mangel an universaler Energie gibt es nicht, also besteht für jeden von uns die Möglichkeit sich an dieser Quelle zu bedienen.

Reiki fördert die Selbstheilungskräfte, stärkt Körper, Geist und Seele.

Die Heilenergie wird durch Handauflegen weitergeleitet. Auf diese Weise werden geschwächte Körperregionen mit zusätzlicher Energie wieder aufgeladen. Diese Methode ist nicht nur einfach, sanft und natürlich, sondern auch noch wirksam. So eignet sich Reiki bei Beschwerden, wie Kopfschmerzen, Migräne, der Verdauung, Heiserkeit, Grippe, Stress und vieles mehr. Ob du überfordert, krank oder ganz gesund bist, Reiki versorgt dich immer mit Energie, um dein inneres Gleichgewicht in Balance zu bringen. In ihrer Wirkung ist die Energie immer ganzheitlich und vollkommen auf allen Ebenen des Daseins.

Reiki fließt durch die Hände des Reiki-Praktizierenden nach dem jeweiligen Bedarf des Empfängers. Blockaden lösen sich und ein harmonischer Energiefluss wird wieder hergestellt. Die Energie fließt ganz von selbst zu den behandlungsbedürftigen Bereichen. Reiki besitzt somit eine viel größere Intelligenz als unser menschlicher Verstand. Die universale Lebensenergie wirkt aus sich selbst heraus, mit einer eigenen Weisheit.

Diese Energie ist ungefährlich, besitzt keinerlei negative Begleiterscheinungen und wirkt immer positiv nach den wahren Bedürfnissen.

Während einer Reiki-Behandlung wird nicht nur der Reiki-Empfangende mit universaler Lebensenergie versorgt, sondern auch der Reiki-Gebende. Der Reiki-Empfangende verspürt die körperliche Entspannung am deutlichsten. Oft entsteht ein Gefühl der Erleichterung, Anspannungen lösen sich und die Atmung wird ruhig. Das allgemeine Wohlbefinden steigert sich erheblich, sogar Schmerzen oder andere Beschwerden können nachlassen oder verschwinden.

Viele Massagemethoden wirken gezielt auf der körperlichen Ebene. Aber, was ist mit unserem seelischen und geistigen Wohlbefinden? Im Zeitalter der Computertechnik wird genau diesem wenig Beachtung geschenkt.

Bevor sich die körperliche Disharmonie bemerkbar macht, ist unsere Seele, unser Geist bereits krank. Der Autor Rüdiger Dahlke beschreibt in seinen Büchern „Krankheit als Weg“ und „Krankheit als Sprache der Seele“ viele Krankheitsbilder und deren Ursachen. Wenn sich zum Beispiel ein Schnupfen auf deiner körperlichen Ebene bemerkbar macht, hast du vielleicht die Nase voll von etwas oder jemanden. Schulterschmerzen könnten eventuell darauf hinweisen, dass du eine große Last auf deinen Schultern trägst. Krankheiten übermitteln uns wertvolle Botschaften aus unserem Seelenleben. Erkennst du die Ursachen der Beschwerden und bist du bereit diese zu ändern, sei es deine Einstellung oder dein Handeln, werden sich die Krankheiten auflösen. Krankheitssymptome sind immer ein Hilferuf. Reiki gibt dir die nötige Kraft; vertraue ihr! Mit Reiki arbeitest du direkt mit deinem > Höheren Selbst <. Bei deinem > Höheren Selbst < handelt es sich um einen Ratgeber, der über deinem Bewusstsein stets für dich zur Stelle ist, auf deiner geistigen Ebene. Die geistige Ebene des Menschen besteht aus Bewusstsein, Unterbewusstsein und Höheren Selbst.

Die universale Energie bietet dir eine hervorragende Hilfe zur Selbsthilfe. „Helfe dir selbst." Betrachte dein Leben als etwas Einmaliges, mit dem du sehr sorgsam umgehen solltest. Dein Leben ist keine Generalprobe!

Reiki steht zu keiner Behandlungsweise oder Behandlungsform im Widerspruch. Es ist immer unterstützend und anwendbar zusammen mit der Schulmedizin, alternativen Heilmethoden, Meditationstechniken, allen Religionen und allen Weltanschauungen. Bei einer Medikamenteneinnahme oder einer Chemotherapie wirkt Reiki immer zum Wohle des Behandlungsbedürftigen.

Die universale Lebensenergie durchdringt und erhält alles Leben. Sie strömt durch jedes Material, ob Kleidung, Gips-Verband oder Bandagen, um nur einiges aufzuzählen. Ja, es ist möglich, diese Energie zu versenden in andere Gebäude, Städte oder Länder.

Um zu verstehen, was Reiki ist, spüre Reiki. Einem durstigen Menschen Wasser zu erklären, erscheint mir ebenso schwierig. Schmeckt er es, und spürt er, wie gut ihm das Wasser tut, brauchen wir keine Erklärung mehr.

Reiki ist etwas zwischen Himmel und Erde, das noch nicht wissenschaftlich erklärbar ist und doch funktioniert. Es orientiert sich an höhere Gesetze und birgt viele Geheimnisse in sich.

Lass dich auf diese Energie ein und dein Leben wird erfüllter, glücklicher und spürbar schöner.

Wie und wo erlerne ich Reiki?

Jeder kann Reiki lernen, auch Kinder.

Reiki ist einfach und bedarf keiner medizinischen Vorkenntnisse. Reiki ist sehr praktisch. Jeder Mensch hat seine Hände immer dabei, um schnell Hilfe für sich und andere zu leisten.

Die Ausbildung vom Reiki-Schüler bis hin zum Reiki-Lehrer umfasst vier Reiki-Grade. Manchmal wird es auch in drei Reiki-Grade eingeteilt.

Die Heilungsfähigkeit mit der Reiki-Energie wird in einem Seminar durch einen Reiki-Lehrer beziehungsweise einer Reiki-Lehrerin weitergegeben. In diesem Reiki-Seminar wird der in jedem Menschen vorhandene Energiekanal geöffnet. Dieses geschieht durch rituelle Einweihungen. Mit jeder Einweihung fördert Reiki deine körperliche, geistige und seelische Gesundheit. Für dein eigenes Energiesystem erhälst du zugleich einen Schutz. Reiki kann somit zur Selbstbehandlung oder zur Fremdbehandlung genutzt werden, ohne dabei selbst eigene Energie abzugeben, beziehungsweise fremde Energie aufzunehmen.

Du bist lediglich für die Reiki-Energie ein geöffneter Kanal. Dieser geöffnete Kanal empfängt die universale Energie aus dem Kosmos. Ist dein Energiekanal geöffnet, so bleibt er dieses ein Leben lang. Je weiter du auf deinem Weg wachsen möchtest, umso intensiver wird auch das Licht in dich einströmen. Dein Reiki-Kanal wird sich somit immer weiter öffnen. Aber wie jedes ungenutzte Werkzeug rostet, würde auch dein Energiekanal bei schlechter Pflege verkümmern.

Um Reiki kennenzulernen und somit die universale Lebensenergie wirken zu lassen, reicht der erste Reiki-Grad aus.

Erster Reiki-Grad

Der erste Reiki-Grad wird an einem Wochenende oder an mehreren Wochentagen vermittelt.

Während des Reiki-Seminars werden vier Einweihungen gegeben. Damit öffnet sich der innere Heilungskanal und das Einstimmen auf die Reiki-Energie ist möglich. Du erlernst die Handpositionen einer Reiki-Behandlung für dich selbst, für einen Mitmenschen und den Austausch in einer Gruppe.

Die Intensität und Menge der aktivierten Heilenergie richtet sich nach dem Bedarf des jeweiligen Empfängers.

Im ersten Reiki-Grad geht es um die körperliche Ebene der Heilung und um die ganz alltäglichen Anwendungsmöglichkeiten von Reiki.

Die Reiki-Erlebnisse sind schon mit dem ersten Reiki-Grad wunderbar.

Zweiter Reiki-Grad

Um die Reiki-Energie zu vertiefen und zu erweitern, bietet der zweite Reiki-Grad eine Fülle von Reiki-Anwendungen.

In einem Wochenendseminar oder an einem Tag beziehungsweise an mehreren Tagen wird durch weitere Einweihungen dein Reiki-Kanal gestärkt.

Der zweite Reiki-Grad bedeutet tieferes Wissen und wirkt besonders in den feinstofflichen Körpern. Die feinstofflichen Körper umgeben den sichtbaren Körper des Menschen, den wir Aura nennen.

Während des Reiki-Seminars erhälst du drei heilige Symbole und das jeweilige Mantra. Diese ermöglichen, auf der geistigen Ebene tätig zu werden.

Du erlernst, wie du mit den Symbolen Raum und Zeit überwindest, wie du Fernbehandlungen und Mentalbehandlungen anwendest.

Sei dir bewusst, dass die Anwendung der heiligen Symbole mit einer großen Verantwortung verbunden ist.

Mit dem ersten und zweiten Reiki-Grad besteht für dich die Möglichkeit, dein gesamtes Leben bewusst zu gestalten.

Dritter Reiki-Grad

Der dritte Reiki-Grad ist der Meisterweg des Herzens. Du begibst dich auf einen Weg zu deiner spirituellen Ebene.

In einem eintägigen Seminar wird das Meistersymbol geweiht.

Das Energiepotenzial erhöht sich um ein vielfaches. Mit dem Erhalt des dritten Reiki-Grades verfügst du nun über alle Möglichkeiten, die Reiki-Energie zu nutzen. Du wirst selbst zum Meister und bekommst somit die Chance persönlich zu wachsen.

Vierter Reiki-Grad

Der vierte Reiki-Grad ist eine individuelle Vorbereitung zum Reiki-Lehrer beziehungsweise zur Reiki-Lehrerin.

Der Lehrergrad beinhaltet keine Einweihungen. Während der Ausbildung vermittelt der Lehrer seinem Schüler die Einweihungsrituale, sowie sein gesamtes Wissen. Der Lehrer begleitet seinen Schüler so lange, bis er eigenständig befähigt ist, Seminare und Einweihungen in allen Reiki-Graden zu vermitteln.

Was bewirkt Reiki?

- Reiki aktiviert die Selbstheilungskräfte, unterstützt die Heilung und wirkt Erschöpfungszuständen sowie Krankheiten entgegen
- Reiki kann akute Schmerzen lindern
- Reiki wirkt entgiftend
- Reiki stärkt die körpereigenen Abwehrkräfte und füllt unsere Energiereserven
- Reiki bringt die Energie wieder ins Fließen und löst krankheitsverursachende Blockaden
- Reiki löst psychische Blockaden, wie Ängste, Verwirrung und Scheu
- Reiki fördert und bringt ein energetisches Gleichgewicht
- Reiki bringt auf sanfte Weise Harmonie und Wohlbefinden für Körper, Geist und Seele
- Reiki verbessert die Ausstrahlung
- Reiki macht bewusster und fördert die Kreativität
- Reiki macht belastbarer bei Stress
- Reiki baut Stress ab und ermöglicht es, im gesamten Organismus tief zu entspannen
- Reiki bringt innere Ruhe und Ausgeglichenheit
- Reiki setzt verschüttete Gefühle frei
- Reiki stärkt die Lebenskraft
- Reiki steigert das Wohlbefinden und bringt neuen Lebensmut
- Reiki erfüllt uns mit Freude und einer tiefen, liebevollen Bejahung des Lebens

Glaube?

Bei Reiki handelt es sich nicht um eine Religion, eine Sekte oder ein Glaubenssystem. Es ist auch keine Hypnose, Geister- oder Dämonenanrufung. Reiki ist lediglich kosmische Universalenergie, die auf Schwingungen beruht. Es ist eine Energiequelle, Licht und grenzenlose Kraft mit höchsten Schwingungen.

So wie auch das > *Besprechen* < auf Schwingungen beruht. Hierbei werden göttliche Sätze sehr leise mehrmals wiederholt.

Das Falten der Hände, das > *Beten* < und die damit verbundenen Gedanken bringen ebenfalls intensive Schwingungen hervor.

Wie sieht es nun mit dem Glauben aus? Wirkt Reiki auch bei einem Skeptiker?

Im Volksmund heißt es > *Der Glaube versetzt Berge* <. An dieser Weisheit ist grundsätzlich etwas dran. Ein tiefer, ehrlicher Glaube ist zweifellos eine sehr starke Kraft.

Jedoch bedarf Reiki, um zu wirken, keinen Glauben. Die universale Energie zeigt auch eine erfolgreiche Wirksamkeit bei Babys, Tieren und Pflanzen. Auch bei skeptischen und völlig ungläubigen Menschen hilft Reiki. Inzwischen gibt es dafür vielfache Bestätigungen, die sicherlich jeder Reiki-Praktizierende auch selbst erfahren durfte.

Ganz abgrenzen möchte ich unsere Gedanken und Worte jedoch nicht. Welche Kraft in ihnen steckt, werden dir einige Reiki-Erlebnisse in diesem Buch näher bringen.

Gedanken und Worte

Gedanken und Worte erzeugen Schwingungen in unserem Universum. Daher ist positives Denken auch sehr wichtig. Dies gilt nicht nur für Reiki-Eingeweihte.

Gedanken sind nicht ausgesprochene Worte: Diese formen und beeinflussen uns mehr, als wir es erahnen.

Der japanische Forscher Masaru Emoto konnte in 12- jähriger Forschungsarbeit wissenschaftlich nachweisen, welche enorme Kraft Wörter und Gedanken besitzen. In seinem Buch „Botschaften des Wassers" vermag er auf beeindruckende Weise, dieses sichtbar zu machen.

Die menschlichen Worte und Gedanken sind wie eine wahre Zauberkunst. Sie stecken voller Magie und sind imstande; Unglück in Glück und Krankheit in Heilung zu verwandeln.

Kinesiologische Tests beweisen, dass der Körper spontan auf unsere Gedanken und Worte reagiert. Auf positive Gedanken reagiert unser Organismus mit Stärke und Vitalitätszunahme, wobei negative Gedanken Schwäche und Vitalitätsabnahme sofort erkennen lassen.

Mit unseren Gedanken senden wir laufend Energie. Wir tragen selbst die Verantwortung, sei es für den gekrönten Erfolg oder den ungewollten Misserfolg. All unsere Gedanken, Worte, Gefühle und Handlungen prägen sich in unser Unterbewusstsein. Tag für Tag schmiedet jeder von uns so sein eigenes Leben.

Wie heißt es so schön: „Jeder ist seines Glückes Schmied" und „Jeder erntet das, was er sät". Fazit: Die Gedanken, die du heute hegst, sind der Ursprung für alle zukünftigen Ereignisse in deinem Leben. Auf dem beruhenden Prinzip von Ursache und Wirkung, dem Kausalitätsprinzip, baut sich alles auf. Bevor ein Haus entsteht, geht als Ursprung der Gedanke voraus. Je positiver die Energie, mit der du deine Gedanken nährst, umso mehr Freude und Glück wirst du in deinem Leben erfahren.

In diesem Buch findest du viele Anregungen und auch für dich mögliche positive Botschaften. Schöne positive Gedanken und Botschaften sind sehr unterstützend für Reiki-Praktizierende. Sehr wichtig ist hierbei, genau zu überlegen, was du mit deiner Botschaft bewirken möchtest.

Jeden Tag, wenn ich zur Arbeit fahre, schicke ich meine Gedanken auf die von mir befahrene Straße. Eine meiner Botschaften lautet: > *Alle Menschen mögen in Harmonie und Frieden leben. Sie mögen rücksichtsvoll, ruhig und besonnen fahren* <. Eine weitere Botschaft, die ich täglich in Gedanken fließen lasse, gilt den Tieren: > *Alle Tiere mögen den Straßen fernbleiben* <.

Bediene dich der Kraft schöner positiver Worte und Gedanken. Diese, vereint mit Reiki, führen dich auf den Weg zur Heilwerdung, Liebe, Harmonie und vieles mehr.

Achte auf Deine Gedanken,
denn sie werden Worte;

achte auf Deine Worte,
denn sie werden Handlungen;

achte auf Deine Handlungen,
denn sie werden Gewohnheiten;

achte auf Deine Gewohnheiten,
denn sie werden Dein Charakter;

achte auf Deinen Charakter
denn er wird Dein Schicksal.

(Talmud)

Die Chakren

„Chakren“ kommt aus dem Sanskrit und bedeutet „drehendes Lichtrad“. Die Chakren sind kreisförmige Energiezentren, die im feinstofflichen Körper des Menschen Energien aufnehmen, sammeln und weiterleiten. Ohne diese Energiezentren könnten wir nicht leben.

Jedes Chakra stellt eine Verbindung zu bestimmten Organen und Körperbereichen her. Es liefert die Energie und somit die Kraft für ihre Funktionen.

Um mit Reiki die Chakren und die Meridiane (Energiebahnen) zu harmonisieren und in den Fluss zu bringen, benötigst du kein tieferes Wissen über ihre Funktionen. Reiki findet auch hier ihren Weg, um körperliche und seelische Energieblockaden aufzulösen.

Name	**Farbe**	**Lage**
Scheitelchakra	violett	Scheitel
Stirnchakra	dunkelblau	zwischen den Augenbrauen, (Drittes Auge) in der Mitte der Stirn
Kehlkopfchakra	hellblau	Kehlkopfbereich, Halswirbelsäule
Herzchakra	grün	in der Brustmitte, auf Herzhöhe, Brustwirbelsäule

Solarplexuschakra	gelb	höhe Magen, auf Sonnengeflecht, Lendenwirbelsäule
Sakralchakra	orange	mit dem Kreuzbein verbunden, oberhalb der äußeren Geschlechtsorgane
Wurzelchakra	rot	zwischen den Genitalien und Anus

Anwendungsmöglichkeiten

Mit Reiki findest du viele Anwendungsmöglichkeiten: für alle Menschen, ob jung oder alt; für Tiere; für Pflanzen; für Nahrungsmittel und sogar technische Geräte. Hier möchte ich dir einige Möglichkeiten aufzählen.

Reiki-Anwendungsmöglichkeiten für Jung und Alt

- Heilung
- Gesundheit
- Linderung von Schmerzen
- Unterstützung im Krankheitsfall
- Schönheit
- Unterstützung für den Arbeitsplatz
- Unterstützung für ein Vorstellungsgespräch
- Unterstützung im schulischen Bereich
- Unterstützung in Prüfungssituationen
- Beziehungskonflikte
- Schutz

Reiki-Anwendungsmöglichkeiten für Tiere

- Heilung
- Gesundheit
- Linderung von Schmerzen
- Unterstützung im Krankheitsfall
- Harmonie, zum Beispiel Hundebellen minimieren
- Ungebetene Gäste von Grundstücken fernhalten

Reiki-Anwendungsmöglichkeiten für Pflanzen

- Beseitigung von Parasitenbefall
- Wachstum
- Wurzelbehandlung

- Blütenbildung

Reiki-Anwendungsmöglichkeiten für die Nahrung
- Energie für alle Nahrungs- und Genussmittel
- Gutes Gelingen für den Hefekuchen
- Geschmacksveränderungen

Reiki-Anwendungsmöglichkeiten für die unbelebte Materie
- Kosmetik, wie Cremes, ätherische Öle usw. energetisieren
- Filzstifte auftanken
- Batterien aufladen, sogar Autobatterien
- Leistungsfähigkeit der Waschmaschine verbessern
- Liebe in Briefen verschicken
- Schlüssel verklemmt im Türschloss - Reiki hilft!

Neugierig geworden?
Reiki ist auch für mich immer wieder faszinierend.

Der erste Reiki-Grad

Wunderschön ist, dass du nach dem Reiki-Seminar sofort über die Gabe der heilenden Hände verfügst. Du hast deine eigene Hausapotheke ständig dabei. Sicher möchtest du das Gelernte auch schnell anwenden, dagegen ist nichts einzuwenden. Übung macht bekanntlich den Meister. Darüber hinaus, solltest du dich an die erste Stelle setzen. Jeder Mensch ist ein einzigartiges Wesen; du auch. Vergleiche dich nie mit einem anderen Menschen. Gehe deinen Weg!

Reiki wirkt auf der körperlichen, der seelischen und der geistigen Ebene. Reiki hilft immer, ob es um Schmerzen, Erkältung oder Wunden geht, also körperliche Unregelmäßigkeiten. Auch auf der Beziehungsebene, wie Eifersucht, Eheprobleme oder Konflikte, sowie auf der Phsychoebene, zum Beispiel Depressionen, findet die universale Energie harmonisierend ihren Weg. Blockaden, die durch nicht gelebte Gefühle, Mangel an Liebe, Geborgenheit, Aufmerksamkeit oder durch ungelöste Konflikte entstanden sind, werden gelöst.

Jegliche Stresssituationen, die dich früher überfordert hätten, bewältigst du, dank Reiki. Allmählich wächst du in einen Bewusstseinszustand der heiteren Gelassenheit hinein.

Schlafstörungen quälen Nacht für Nacht viele Menschen. Um das Einschlafen zu unterstützen, legst du deine Hände auf deine Augen. Finde für dich heraus, ob du dabei lieber auf dem Rücken liegst oder dich zur Seite rollst. Reiki bittest du um einen gesunden, erholsamen Schlaf.
Für eine weitere Möglichkeit gegen Schlafstörungen nutze die Vorderposition Körpermitte. Deine Hände lege auf diese Position und schicke eine liebevolle Botschaft: > *Liebes Reiki, sorge für einen erholsamen, friedlichen Schlaf* <.

Wer kennt es nicht? Das lästige Schnarchen vom Partner.

Halte eine Hand über deinen Partner, berühre ihn nicht; sicher wäre es auch eine Möglichkeit. Lasse die Reiki-Energie fließen und bitte um einen ruhigen, gesunden, leisen Schlaf. Das Schnarchen verstummt und du schläfst ein.

Allergien jeglicher Art konnten dank Reiki so manches Mal der Vergangenheit angehören. Mein Sohn litt seit zwei Jahren unter Heuschnupfen. Fünf Tage behandelte ich die Kopfpositionen und die Thymusdrüse. Ich bat Reiki, in die Ursache der Allergie zu gehen und diese aufzulösen. Gleich nach diesen Reiki-Behandlungen waren noch im selben Jahr die Beschwerden des Heuschnupfens verschwunden.

Mit der Nutzung von Reiki kommst du immer mehr mit deinem Höheren Selbst, der Instanz von Weisheit in dir, in Verbindung.

Dein Höheres Selbst kann dir auch bei der Lösung eines Problems behilflich sein. Dazu bittest du vor dem Einschlafen um einen Traum oder eine Vision in dieser Nacht. Meistens erhältst du so einen Hinweis zu deiner Problemlösung. Ist es dir nicht möglich, diesen Traum zu deuten, bittest du dein Höheres Selbst am nächsten Abend, zu dem gleichen Thema, dir eine andere Traumsymbolik zu schicken.

Fragen, die dich zu einem bestimmten Thema beschäftigen, werden mit Reiki beantwortet. Lege deine Hände einfach auf eine Kopfposition und stelle deine Frage. Visuell stellst du dir vor, dass Meister Usui in deinem Hinterkopf sitzt. Meistens erhältst du eine Antwort in Form eines Bildes, eines Satzes oder eines Gefühls.

Auf diese Art und Weise erhielt ich schon viele Antworten. Zum Beispiel fragte ich, ob ich mich an eine Kollegin mit Reiki wenden sollte, deren Ehemann an Krebs erkrankt war. Meine damaligen Zweifel: „Wie steht diese Kollegin zu Heilmethoden? Wenn der Ehemann trotz Reiki nicht gesund wird? Erwecke ich Hoffnungen, die am Ende zu Enttäuschungen werden?“.

All diese Fragen stellte ich Meister Usui. Die Antwort erhielt ich ganz klar. Sie lautete, „Nein“. War es noch nicht der richtige Zeitpunkt? Eigentlich konnte ich diese Antwort nicht akzeptieren. Reiki ist doch so etwas Gutes; warum diese Antwort? Knapp einen Monat später meldete sich diese Kollegin telefonisch bei mir. Sie hatte von einer anderen Kollegin erfahren, dass ich eine Heilmethode mit Handauflegen anwende. Begeistert ließ auch sie sich in die Reiki-Kraft einweihen. Zusätzlich suchte sie mit ihrem Ehemann einen Geistheiler auf. Trotz all dieser Mühen und täglichen Reiki-Behandlungen besiegte er diese Krankheit nicht. Diese liebenswerte Kollegin sagte mir, dass sie es nicht bereut hat, Reiki gelernt und angewendet zu haben. Manchmal erweisen sich auch erst später gewisse Antworten als richtig.

Sieh Reiki nicht als Wundermittel für alles und jeden. Es ist ein Weg, der in jedem selbst wächst, denn nur wir selbst können die Erfahrungen für unser Leben machen. Unser Leben besteht aus vielen Lernschritten. Inzwischen ist mir klar geworden: Alles, was ich erleben und erfahren durfte, war wichtig für mein heutiges Leben.

Reiki bringt uns auch immer mehr mit unserer Intuition in Kontakt. Du wirst intuitiv das Richtige im richtigen Augenblick machen, folge deinen Instinkten.

Sollte dir etwas entfallen sein, lege deine Hände an die Position Kopf-Schläfen und bitte Reiki um Hilfe. Reiki bietet dir auch Unterstützung beim Lösen von Kreuzworträtseln. Reiki ist viel mehr als Handauflegen und Gesundheit. Gesundheit ist jedoch unser höchstes Gut. Was nutzt aller Reichtum dieser Welt, wenn man unheilbar krank ist.

Mit der universalen Energie machte ich viele schöne Erfahrungen. Die Autorin Gerda Irina Asbach beschrieb in ihren Buch „REIKI Heilende Kraft der Hände“ die Pyramide und die Schutzblase. Die Anwendungsmöglichkeiten mit der Pyramide oder der Schutzblase sind einfach enorm. Für welche Begebenheit du diese anwendest, lasse deiner Fantasie freien Lauf. Wichtig ist hierbei, die von dir bejahende Botschaft positiv, klar und deutlich zu formulieren. Das Glas ist halb voll und nicht halb leer. Die Wörter „nicht“ und „kein“ verwende nur mit positiven Wortaussagen. Anstatt: >*Ich möge nicht dicker werden*< oder >*Ich möge keinen Hunger haben*<, sage eventuell: >*Ich nehme auf gesunde Weise ab und erreiche mein Idealgewicht*<. Es ist nämlich so, dass die Wörter „nicht“ und „kein“ ohne Bedeutung sind. Sie werden beim Benennen in deiner Botschaft einfach weggelassen. So würde in der oben genannten Botschaft > *Ich möge dicker werden* < mit Energie gestärkt werden. Sicher wird dem einen oder anderen jetzt auch klar, warum einiges nicht wie gewünscht seine Erfüllung gefunden hat. Reiki entfaltet sich auf positive Botschaften. Negative Botschaften, die auch positiv gemeint sind, können mit Reiki nicht weitergeleitet werden. Mit Reiki begibst du dich in eine unsichtbare Weite. Lasse alle Zweifel hinter dir und vertraue auf die Reiki-Kraft.

Die Reiki-Erlebnisse geben dir viele Hinweise und Anregungen, welche schöne Kraft in der universalen Lebensenergie steckt. Du bist ganz allein der Gestalter deines Lebens. Ich denke, auch dein Leben ist etwas Besonderes.

Veränderungen mit Reiki

Schon nach dem ersten Reiki-Seminar spüren viele Reiki-Neulinge, dass sich auf der körperlichen, der seelischen und der geistigen Ebene Veränderungen ergeben.

Einweihungsrituale hatten hin und wieder schon mal zu Spontanheilungen oder spürbaren Stimmungshochs geführt.

Durch die Initiation (Einweihung in ein Geheimnis) in die Reiki-Kraft und die tägliche Behandlung mit Reiki, kommt es zu einem Reinigungsprozess. Mindestens 21 Tage, sehe diese als Richtwert, ist es ratsam, den Reinigungsprozess durch tägliche Behandlungen zu unterstützen. Die Stoffwechselvorgänge werden intensiviert und Gifte werden vermehrt ausgeschieden. Der Urin und eventuell der Stuhlgang können sich in Geruch und Farbe verändern. Die Zunge kann belegt sein, Mundgeruch sowie unangenehmer Schweißgeruch können entstehen. Während des Reinigungsprozesses ist es wichtig, viel reines Wasser oder Tee zu trinken, mindestens täglich 2 Liter. Verspürst du Durst, so bist du bereits ausgetrocknet.

Dein Appetit kann sich ebenfalls verändern. Es ist möglich, dass die Zigarette nicht mehr schmeckt und du die Schokolade in Maßen genießt, obwohl du in der Vergangenheit eine Tafel Schokolade in null Komma nichts wie Brot verspeist hattest.

Deine Träume können aktiviert und intensiver erlebt werden. Dieses ist sehr wichtig für die seelische - geistige Regeneration. Im Traum werden Konflikte, Probleme und Sorgen so gut verarbeitet, dass sie am nächsten Morgen viel an Bedeutung verloren haben.

Auch unverarbeitete Situationen und Gefühle aus der Vergangenheit kehren zurück. Da diese oft nicht bewusst wahrgenommen wurden, schwächten sie Körper, Geist und Seele. Wenn das Schicksal uns von einem geliebten Menschen trennt, hilft Reiki mit diesem Schmerz zu leben. Ich denke da insbesondere an den Verlust eines Kindes. Eine Frau trägt ihr Kind ungefähr neun Monate unter ihrem Herzen, dieses Gefühl des Verbundenseins bleibt bei einer liebenden Mutter ein ganzes Leben, daher ist es sicher auch so schwer die Trennung zu akzeptieren. Reiki bietet Unterstützung und lehrt mit dieser Lebensveränderung umzugehen.

Die Reiki-Energie steigert die positive Wirkung von Medikamenten und mindert die negativen Begleiterscheinungen. Reiki kann bei regelmäßiger Medikamenteneinnahme eine Änderung des Bedarfs hervorrufen. So hatte es schon oft zur Folge, dass die Dosis herabgesetzt wurde beziehungsweise, dass die Einnahme bestimmter Medikamente nicht mehr notwendig war. Dieses sollte jedoch in Absprache mit einem behandelnden Arzt oder Heilpraktiker erfolgen.

Jahrelang nahm ich das Herzmittel „Falicard“ ein. Nach einem viertel Jahr täglicher Reiki-Behandlungen brauchte ich keine Tablette mehr. Mein Herz schlägt wieder ganz ruhig wie früher. Mein Internist, ein großartiger Schulmediziner, steht alternativen Heilmethoden offen gegenüber. So sieht auch er meine bisherige Heilwerdung durch Reiki als Lernschritt für mich an.

Schade, dass so wenig Schulmediziner ein Ohr für Reiki haben. Es würde auch ihnen zu Gute kommen. Akupunktur wurde in der Vergangenheit auch oft von Medizinern belächelt. Heute jedoch übernehmen sogar einige gesetzliche Krankenkassen, aufgrund der guten Heilerfolge, die Kosten.

Durch intensive Reiki-Behandlungen verbessern sich körperliche und seelische Unstimmigkeiten. Ganz natürlich tritt auf physischer und psychischer Ebene Heilung ein. Damit befindest du dich auf dem Weg zu deiner wahren Natur und deinen wahren Bedürfnissen. Krankheiten verlassen deinen Körper, wenn du innerlich bereit bist, die damit verbundenen Konflikte zu lösen.

Die wiederkehrende Gesundheit macht sich auch in deiner Aura bemerkbar. Die Reinigung geschieht auf allen Ebenen des Körpers, du erhältst eine Ausstrahlung die sehr positiv auf andere Menschen wirkt.

Es war eigentlich dein Traumjob, doch plötzlich füllt er dich nicht mehr aus; du möchtest dich beruflich neu orientieren. Reiki, wie wir wissen, erweitert das Bewusstsein und fördert die Kreativität. Nicht selten entdeckt der eine oder andere schlummernde Talente in seinem Wesen.

Mit Reiki bringst du Ordnung in dein Leben, so klärst du Überfälliges und führst Aussprachen herbei. Partnerschaften und Beziehungen werden liebevoller, ehrlicher und glücklicher, oder für Menschen, die dir lieb waren, empfindest du plötzlich anders. Zum Beispiel könnte es sein, dass du mit deinem Steuerberater sehr gut ausgekommen bist. Doch plötzlich habt ihr nicht mehr eine Wellenlänge. Du fühlst dich in seiner Gegenwart nicht mehr wohl. Früher oder später wirst du dich von ihm trennen. Mit Reiki entscheidest du so, wie es für dich am Besten ist. Du stärkst dein Selbstwertgefühl, und deine Bereitschaft für Neues wird sich intuitiv ergeben.

Durch das regelmäßige Reiki geben, sei es für dich selbst, für andere Menschen, Tiere oder Pflanzen, wird der Umgang mit allen Geschöpfen viel liebevoller. Reiki wird dein Verantwortungsgefühl für dich und andere auf eine neue Basis bringen.

Die Harmonie und der innere Frieden lassen es zu, Ereignisse zu differenzieren. Es ist nun mal nicht wichtig, sich über alles und jeden den Kopf zu zerbrechen. Unwichtiges lässt du hinter dir, ohne einen Gedanken daran zu verschwenden.

So bringt Reiki einige Veränderungen in dein Leben. Habe keine Bedenken, Reiki ist viel, viel schöne Lichtenergie. Du wirst Gesundheit, Glück und Zufriedenheit erfahren. Du hast es selbst in deiner Hand.

Die nachfolgende Geschichte sandte mir eine Kollegin. Leider konnte ich nicht ausfindig machen, aus welcher Quelle diese Geschichte stammte. Da sie mich sehr bewegt, möchte ich sie dir sinngemäß mitteilen.

Die Dinge sind nicht immer so, wie sie zu sein scheinen

Zwei Engel begaben sich auf Reisen. Sie machten Halt bei einer sehr wohlhabenden Familie, um die Nacht bei ihnen zu verbringen. Anstatt im Gästezimmer des warmen Hauses, erhielten die Engel einen Ruheplatz im kalten, dunklen Keller. Lang auf dem harten Boden ausgestreckt, entdeckte der ältere Engel ein Loch in der Wand und reparierte es. Der jüngere Engel fragte:
„WARUM?".
Da antwortete der ältere Engel:
„Die Dinge sind nicht immer so, wie sie zu sein scheinen."

In der nächsten Nacht kehrten die beiden Engel im Haus einer sehr armen, gastfreundlichen Bauernfamilie ein. Das wenige Essen teilten sie liebevoll, und einen Schlafplatz erhielten die Engel in ihrem eigenen Bett; sie dagegen schliefen im Stroh. Am nächsten Morgen bei strahlendem Sonnschein fanden die Engel den Bauern und seine Frau in tiefer Trauer. Ihre einzige Kuh, deren Milch ihr Lebensunterhalt gewesen war, lag tot im Stall. Wütend fragte der jüngere Engel den älteren Engel, WARUM habe er das zugelassen?
„Die erste Familie war wohlhabend und unhöflich, trotzdem halfst du ihnen", meinte er anklagend. „Die zweite Familie war arm und höflich, und du ließest die Kuh sterben."
„Die Dinge sind nicht immer so, wie sie zu sein scheinen", sagte der ältere Engel.

„Als wir im kalten Keller des Hauses ruhten, entdeckte ich, dass in dem Loch in der Wand Gold steckte. Weil die Besitzer voller Gier

waren und das glückliche Schicksal nicht teilen wollten, versiegelte ich die Wand, damit sie das Gold niemals finden. Als wir dann letzte Nacht in den Betten der Bauernfamilie schliefen, kam der Engel des Todes, um die Frau zu holen. Anstatt dessen, gab ich ihm die Kuh."

„Die Dinge sind nicht immer so, wie sie zu sein scheinen."

Dieses ist eine wunderschöne Geschichte. So passieren Dinge in deinem Leben, die du heute nicht verstehst, und doch ergeben sie später einen Sinn. Vertraue darauf!

Allgemeine Hinweise und Empfehlungen

Solltest du noch nicht über eine Reiki-Einweihung verfügen, kannst du dich jedoch selbst heilen. Jeder von uns besitzt die Selbstheilungskräfte.

Spürst du einen Schmerz oder verletzt du dich, so geht deine Hand automatisch an diese Stelle. „Stimmt", wirst du jetzt sagen. Diese intuitive Handhabung begleitet dich schon dein ganzes Leben. Durch die Einweihungen in die Reiki-Kraft erhältst du einen gewissen Schutz. Du besitzt somit die Fähigkeit, dir, anderen Menschen, Tieren und Pflanzen zu helfen. Ohne eine Reiki-Einweihung wäre es nicht ratsam, anderen Menschen die Hände aufzulegen, da es sein könnte, dass du die schlechten Energien der anderen Menschen aufnimmst. Eine Bekannte von mir beschäftigt sich schon seit vielen Jahren mit weißer Magie. Wenn sie anderen Menschen half, hatte sie zwar Erfolg, aber danach nahm ihr Körper für circa 1 bis 2 Tage die jeweiligen Symptome auf. Nach ihrer Einweihung in Reiki blieb dieses aus und sie fühlt sich jetzt beim Geben von Energie gestärkt.

Vor einer Reiki-Behandlung sollte eine klare Absprache erfolgen, wie der Reiki-Empfangende die Energie aufnehmen möchte: stehend, sitzend oder liegend. Dabei können die Hände knapp über den Körper gehalten werden, oder direkt auf den Körper gelegt werden. Die Wirkung von Reiki bei Heilungsmethoden kann sich sofort, über Nacht oder nach mehreren Tagen einstellen. Der Reiki-Gebende ist nur Kanal und hat somit keinen Einfluss auf das Resultat der Behandlung.

Es gibt keine festen Regeln für die Dauer und Häufigkeit einer Behandlung. Die empfohlene Zeitspanne von 3 bis 5 Minuten je Position ist für den Reiki-Neuling als Richtwert zu sehen. Intuitiv möchte der Reiki-Gebende manche Positionen länger behandeln und eventuell andere Positionen überspringen.

Das ist auf jeden Fall aus meiner Sicht ein guter Weg. Wenn ich mir die Hand verbrenne, behandele ich nur die Hand. Da macht es keinen Sinn erst alle Kopfpositionen zu behandeln. Auch die Reihenfolge bei einer Ganzkörperbehandlung hat keine Auswirkung auf das Ergebnis oder den Energiefluss. Wie oft eine Reiki-Behandlung angebracht ist, wird der Reiki-Gebende und der Reiki-Empfangende spüren. Manchmal ist es schon mit einer Reiki-Behandlung getan. Wiederum kann es aber auch sein, dass eine Reihe von Behandlungen nötig sind. Uns werden auch täglich Energien geraubt, daher empfiehlt es sich, wo immer die Möglichkeit besteht, die Hände am Körper zu halten, um Reiki fließen zu lassen.

Die Empfindungen wie Wärme, Kribbeln, Vibrieren nimmt jeder anders wahr. Auch, wenn du nichts spürst, sollte es dich nicht beunruhigen. Eventuell ist alles im Fluss und deine Sensibilität wird sich von Behandlung zu Behandlung verstärken. Auch hier heißt es, wie schon mal erwähnt: „Übung macht den Meister."

Beim Reiki-Gebenden kann es bei blockierten beziehungsweise gestörten Körperstellen unter anderem zu Reaktionen wie Husten, Aufstoßen, Gähnen oder Schluckauf kommen. Diesen Reaktionen solltest du nachgeben und sie nicht unterdrücken.

Ein Kältegefühl beim Reiki-Gebenden oder Reiki-Empfangenden weist oft auf eine Entzündung beziehungsweise chronische Erkrankung hin. Auf diese Körperstellen sollte die Behandlung länger und öfter erfolgen. Reiki entscheidet, ob die zu behandelnde Körperstelle Wärme oder Kälte benötigt. So kann bei einem Mückenstich angenehme Kühle spürbar werden.

Ich persönlich spürte als Reiki-Empfangende bei meiner zweiten Reiki-Behandlung im Nacken eisige Kälte an den Händen meiner Reiki-Behandlerin. Sie dagegen spürte heiße, glühende Hände. Das Resultat am nächsten Tag war eine beginnende Lungenentzündung. Selbst noch ein Reiki-Neuling behandelte ich mich emsig jeden Tag mit Reiki. Während dieser Zeit gab ich mir täglich zwei bis drei Ganzkörperbehandlungen, wobei ich auf jede Position circa 5 Minuten die Hände legte. Zusätzlich lenkte ich meine Gedanken auf diese Botschaft: >*Liebe, Harmonie und Gesundheit. Liebes Reiki gehe in die Ursache meiner Lungenentzündung, löse diese auf und bringe Gesundheit, Harmonie und Heilung*<. Diese Botschaft wiederholte ich bei jeder Behandlung der Kopfpositionen und der Vorderposition-Thymusdrüse. Von Tag zu Tag verbesserte sich mein Wohlbefinden. Nach drei Wochen intensiver Reiki-Behandlungen kurierte ich diese Lungenentzündung ohne Hausarzt aus.

Reiki bedeutet aber nicht, dass du ganz ohne einen behandelnden Arzt auskommst. Es ersetzt auch nicht Medikamente. Sollte eine ärztliche Maßnahme erforderlich sein, empfiehlt es sich, den Rat eines Mediziners anzunehmen. Reiki unterstützt und ergänzt die medizinische Betreuung und den natürlichen Heilungsprozess.

Beim Reiki-Empfangenden sind Kopfdruck, Kopftuckern, Stiche, Zucken, Kribbeln oder Emotionen wie Lachen, Weinen, Visionen möglich. Nach einer Reiki-Behandlung kann es auch zu leichten Frösteln, Kopfschmerzen, Hunger oder Durstgefühl kommen.

Chronische Leiden können akut auftreten und Schmerzen können sich verstärken. Hierbei handelt es sich um die sogenannte „Erstverschlimmerung" oder auch „Verschlimmbesserung" genannt. Diese Reaktionen zur Selbstheilung klingen für gewöhnlich innerhalb eines Tages ab. In Ausnahmefällen kann eine Erstverschlimmerung sich auch bis zu circa drei Tagen hinziehen. Nach einer Erstverschlimmerung verlassen die Beschwerden oft den Körper ganz.

Mein Mann hatte sich den rechten Daumen bei seinen Arbeitspflichten überanstrengt. Ich behandelte den Daumen am Abend mit Reiki. Plötzlich beklagte sich mein Mann, dass der Schmerz immer heftiger wurde. Am nächsten Morgen waren jedoch die Schmerzen wie weggeblasen. Obwohl er den Daumen wieder kräftig beanspruchte, hat sich der Schmerz bis heute, fast zwei Jahre später, nicht mehr bemerkbar gemacht.

Solltest du dich zum Beispiel mal am Herd verbrennen, gebe sofort Reiki auf die Wunde. Zwar schmerzt es kurz sehr heftig, die Stelle wird rot, aber du bekommst keine Blase.

Wenn du Botschaften für deinen Körper nutzt, so kannst du diese klar und einfach sagen beziehungsweise denken. Formuliere deine Botschaften mit positiven, liebevollen Worten. Zur Intensivierung wiederhole jede Botschaft mindestens dreimal. Reiki versteht diese und lässt sie immer zu deinem Besten wirksam werden.

Bei deiner täglichen Körperhygiene lasse mit der Reiki-Energie schöne Gedanken einfließen. So könntest du beim Haarewaschen, während du liebevoll deine Kopfhaut massierst, die Reiki-Energie mit dieser Botschaft begleiten: > *Mein Haar wird von Tag zu Tag schöner und kräftiger* <. Auch beim Eincremen deines Körpers nutze die Reiki-Energie und eventuell diese Botschaft: > *Liebes Reiki, bringe zarte, jugendliche, schöne Haut* <.

Zwar fließt Reiki auch ohne Gedanken und Worte, jedoch bin ich mir dessen Kraft bewusst. Ich liebe es, eine Behandlung mit positiven Gedanken zu unterstützen. Dazu nutze ich gerne Worte, wie *Liebe, Harmonie, Heilung, Gesundheit und Frieden.* Dieses ist, wie gesagt, meine persönliche Methode. Wenn du zum Beispiel die Reiki-Energie aktivierst und deine Hände auflegst, würde sie auch noch fließen, wenn du über deine Behandlung einschläfst, also ohne Konzentration. Reiki wirkt aus sich selbst heraus.

Möchtest du eine Behandlung bei sehr unruhigen Kindern vornehmen, so führe diese möglichst durch, während das Kind schläft. Du erhältst dadurch die nötige Entspanntheit und Ruhe.

Mit Reiki machst du immer alles richtig. Mit Reiki gibst du Liebe und zuviel Liebe hat noch niemandem geschadet. Die Liebe ist das Größte, was wir Menschen besitzen können.

Sei dir auch im Klaren darüber, dass nicht jeder, ob bewusst oder unbewusst, seine Gesundheit wiedererlangen möchte. Es gibt Menschen, die hängen sehr an ihrer Krankheit, da sie ihnen offensichtlich so manchen Vorteil einbrachte. Sie verschaffen sich somit Zuneigung, Zuwendung, Aufmerksamkeit und Unterstützung. Natürlich hat dieser Mensch nach außen hin alles versucht, um wieder gesund zu werden, jedoch innerlich wird er sich gegen jeglichen Erfolg einer Behandlungsmethode zur Wehr setzen.

Es wird auch immer Menschen geben, die Reiki in Frage stellen. Wenn du dir aber selbst vertraust, deine eigenen Erfahrungen machst, wirst du auch das, was du selbst ausprobiert hast, einem Skeptiker mitteilen können. Letztlich machen deine eigenen Erlebnisse für dich die Wahrheit über Reiki aus.

Denke immer daran, dass die göttliche Kraft der heilenden Hände ein Geschenk ist. Sei dafür dankbar. Dieser Dank, tief aus deinem Inneren, von deinem Herzen, schenkt deinem Leben Fülle.

Empfehlung für eine Reiki-Selbstbehandlung

Kopfposition – Schädeldecke

- ✧ fördert heitere Gelassenheit
- ✧ harmonisiert die Gehirnhälften
- ✧ verbessert das Gedächtnis
- ✧ baut Stress ab
- ▲ Beinbeschwerden (dicke Beine, Durchblutungsbeschwerden)
- ▲ Blähungen
- ▲ Blasenbeschwerden
- ▲ Depressionen
- ▲ Gedächtnisschwund
- ▲ Haarausfall
- ▲ Immunschwäche
- ▲ Kopfschmerzen
- ▲ Menstruationsbeschwerden
- ▲ Migräne
- ▲ Multiple Sklerose
- ▲ Nervenleiden
- ▲ Schock
- ▲ Verdauungsstörungen
- ▲ Verspannung

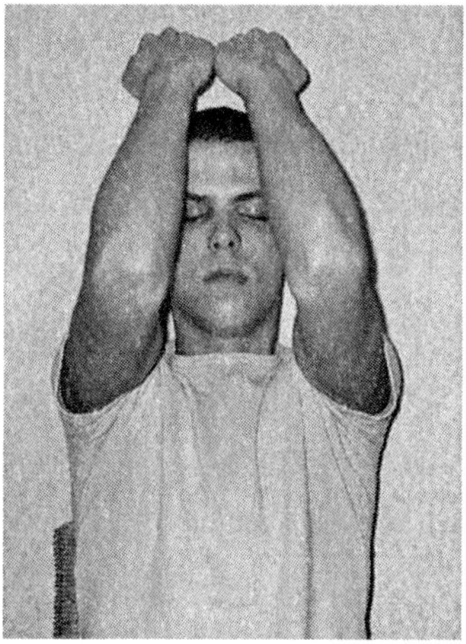

Kopfposition – Gesicht

- ✧ Zirbel- und Hirnanhangsdrüse werden ins Gleichgewicht gebracht
- ✧ Entspannung bei Stress
- ▲ Allergien
- ▲ Asthma
- ▲ Augenleiden
- ▲ Bindehautentzündung
- ▲ Einschlafbeschwerden
- ▲ Erkältung
- ▲ Erkrankung des Nervensystem
- ▲ Gerstenkorn
- ▲ Grauer Star
- ▲ Grippe
- ▲ Grüner Star
- ▲ Heuschnupfen
- ▲ Husten
- ▲ Kieferbeschwerden
- ▲ Kopfschmerzen
- ▲ Mandelentzündung
- ▲ müde Augen
- ▲ Nasenbeschwerden
- ▲ Pickel
- ▲ Polypen
- ▲ Schnupfen
- ▲ Stirn- und Nebenhöhlenbeschwerden

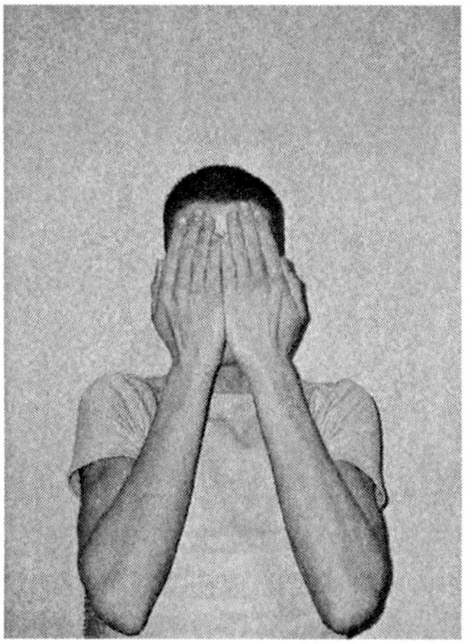

Kopfposition – Schläfen

- Abbau von Depressionen
- Aktivierung und Verbesserung des Gedächtnispotenzials
- Ausgleich und Harmonie beider Gehirnhälften
- Entspannung bei Stress
- Erhöhung der Lebensfreude
- Förderung von Weisheit und Kreativität

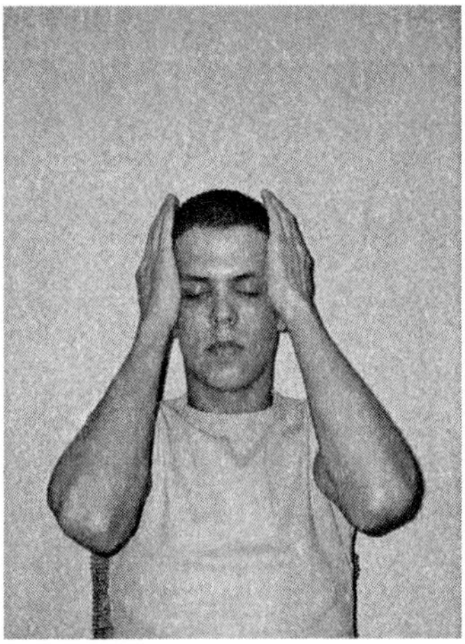

Kopfposition – Ohren

- ✧ Versorgung der Akupunkturpunkte am Ohr
- ✧ Energie für Herz, Lunge, Leber, Galle, Nieren, Magen, Därme
- ▲ Erkältung
- ▲ Gleichgewichtsstörungen
- ▲ Grippe
- ▲ Kreislaufbeschwerden
- ▲ Magenschmerzen
- ▲ Ohrensausen
- ▲ Ohrgeräusche
- ▲ Ohrenschmerzen
- ▲ Schwerhörigkeit

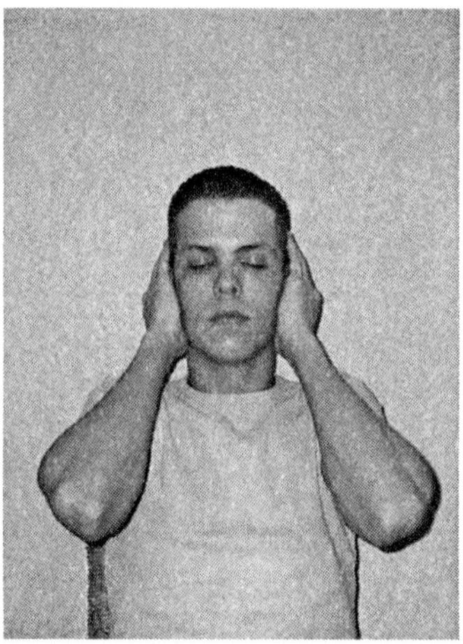

Kopfposition – Hinterkopf

- ✧ führt zur Entspannung und Beruhigung
- ✧ bringt Sicherheit und Vertrauen
- ✧ klärt Gedanken, die mit Sorge und Ärger gefüllt sind
- ▲ Allergien
- ▲ Angst
- ▲ Augenbeschwerden
- ▲ Gehirnerkrankungen
- ▲ Grippe
- ▲ Herzbeschwerden
- ▲ Heuschnupfen
- ▲ Kopfschmerzen
- ▲ Menstruationsbeschwerden
- ▲ Migräne
- ▲ Nasenbluten
- ▲ Nervenleiden
- ▲ Schock
- ▲ Schwindel
- ▲ Verdauungsbeschwerden
- ▲ Verspannung

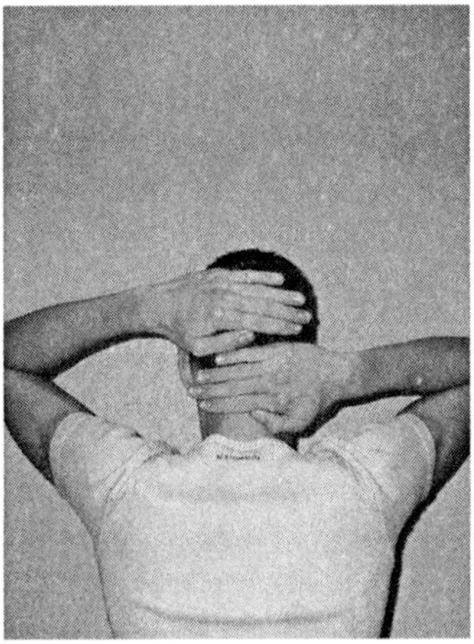

Vorderposition – Hals

- ✧ stärkt Selbstvertrauen, Selbstachtung, Kommunikation und Selbstausdruck
- ✧ bringt Freude und Geborgenheit
- ▲ Behandlung der Stimmbänder und Schilddrüse
- ▲ Halsschmerzen
- ▲ Heiserkeit
- ▲ Kehlkopfentzündung
- ▲ Mandelentzündung
- ▲ Sprachstörungen
- ▲ Stoffwechselerkrankungen
- ▲ Über- beziehungsweise Untergewicht

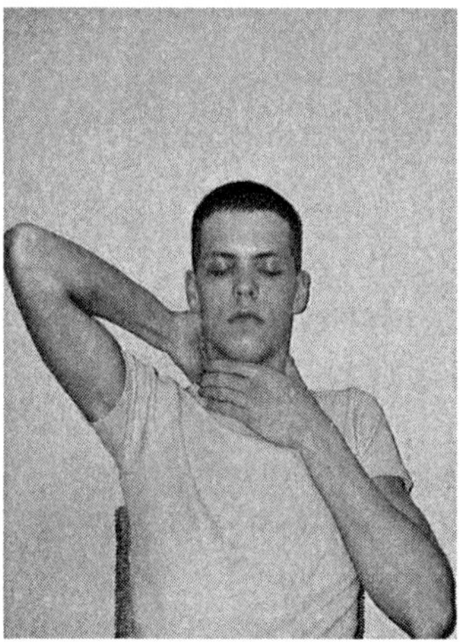

Vorderposition – Thymusdrüse – Herz – Lunge

- ✧ Stärkung des Abwehrsystems
- ✧ fördert die Fähigkeit von Liebe, Mitgefühl, Lebensfreude, Vertrauen und Harmonie
- ✧ Aktivierung der Selbstheilungskräfte
- ✧ Abbau von Angst, Wut und Eifersucht
- ▲ Asthma
- ▲ Atembeschwerden
- ▲ Bronchitis
- ▲ Depressionen
- ▲ Erkältung
- ▲ Herzklopfen
- ▲ Herzzittern
- ▲ Herzrhythmusstörungen
- ▲ Heuschnupfen
- ▲ hoher und niedriger Blutdruck
- ▲ Kreislaufbeschwerden
- ▲ Lungenentzündung

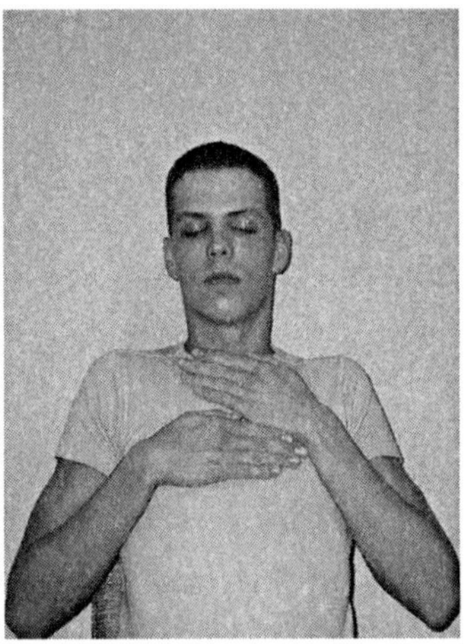

Vorderposition – Körpermitte

- ✧ Abbau von Stress, Angst und Ärger
- ✧ stärkt das Selbstvertrauen und die Individualität
- ✧ sorgt für Entspannung
- ▲ Darmbeschwerden
- ▲ Depressionen
- ▲ Durchfall
- ▲ Entgiftung
- ▲ Gallensteine
- ▲ Lymphbeschwerden
- ▲ Magenbeschwerden
- ▲ Schlafstörungen
- ▲ Schock
- ▲ Trauer
- ▲ Übergewicht
- ▲ Verdauungsstörungen
- ▲ Verstopfung

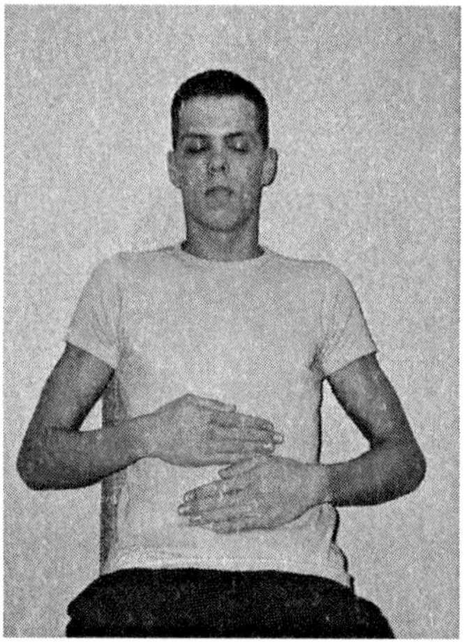

Vorderposition – Unterleib

- ✧ baut Ängste ab
- ✧ fördert sexuelles Wohlbefinden
- ▲ Blasenbeschwerden
- ▲ Darmbeschwerden
- ▲ Gebärmuttererkrankungen
- ▲ Harnwegsbeschwerden
- ▲ Hämorriden
- ▲ Krämpfe
- ▲ Kreislaufbeschwerden
- ▲ Menstruationsbeschwerden
- ▲ Migräne
- ▲ Nierenerkrankungen
- ▲ Prostataleiden
- ▲ Beschwerden in den Wechseljahren

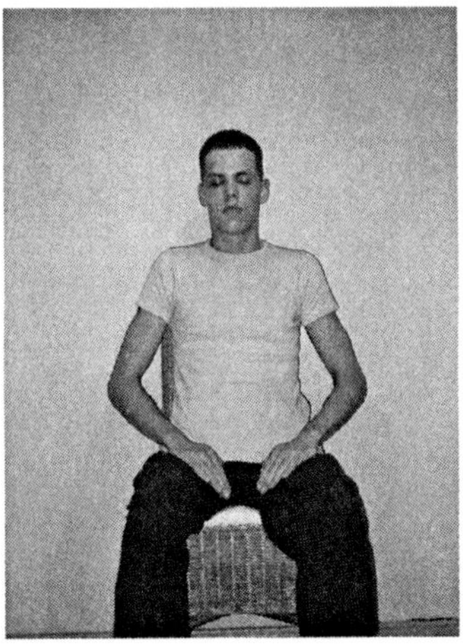

Vorderposition – Knie

- Abbau von Ängsten
- Festigung der Partnerschaft
- Unterstützung der Beweglichkeit im Leben

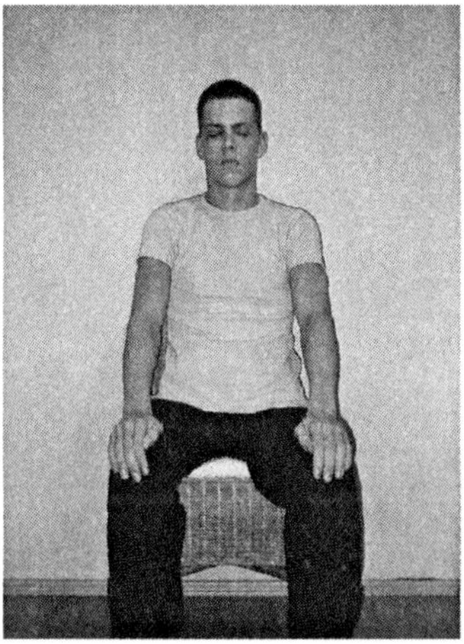

Abschlussposition – Fußsohlen

- Entzündungen und Schwellungen aller Art
- Förderung der Erdung
- Versorgung des gesamten Körpers über die Fußreflexzonen

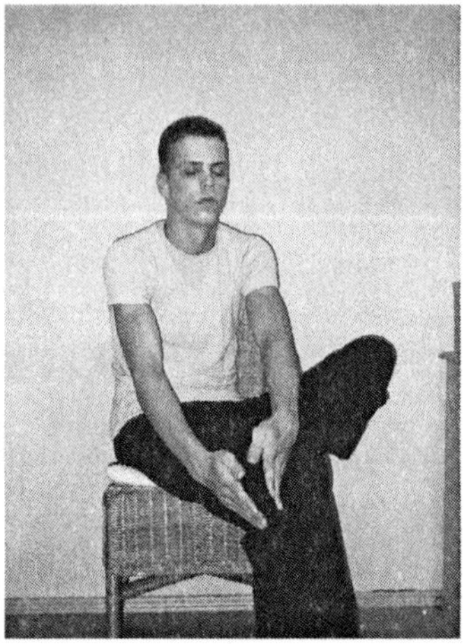

Schutz

Jeder von uns kennt das Gefühl der Zuneigung und Abneigung, dieses bedarf keiner Worte.

Was ist es also? Unsere Gedanken? Intuitionen?

Worte und Gedanken stecken voller Kraft und Magie. Nicht nur Worte verursachen Schwingungen, sondern auch Gedanken. Diese Schwingungen, ob positiv oder negativ, nimmt jeder Mensch, jedes Tier, jede Pflanze, unsere gesamte Umwelt auf.

Auch über die Medien erreichen uns täglich neue Schreckensmeldungen.

Zwar erhältst du durch die Einweihungen in Reiki einen gewissen Schutz. Es erreichen dich Neid, Ärger und Magie nicht so schnell. Jedoch ist es ratsam, in bestimmten Situationen gezielt Reiki einzusetzen.

Durch den Umgang mit Reiki entwickelst du nach und nach sogenannte Sensoren, die dich feinfühliger machen. Du bekommst ein Gespür, wo und wann du Schutz brauchst.

Geben und Nehmen

Fühlst du dich ausgelaugt und die Möglichkeit deine Hände aufzulegen, ist nicht gegeben, zum Beispiel während der Erledigung deiner Arbeitspflichten, dann nutze die Position *Geben und Nehmen*. Deine Arme bleiben dabei seitlich am Körper. Eine Hand hältst du mit dem Handrücken zum Himmel und die andere Hand hältst du so, dass die Handfläche zum Himmel zeigt, um die schöne Energie zu empfangen. Deine eine Hand nimmt die universale Energie aus dem Kosmos und deine andere Hand gibt deinem Körper diese Lebensenergie. Das ist eine Schnellaufladung, die sofort für dich spürbar wird. Die Botschaft > *Geben und Nehmen; liebes Reiki, schnell möge die schöne Energie meinen Körper beleben* < gibt mir das Gefühl der Intensivierung.

Wo du diese Aufladung genießt, ob im Büro oder während du über den Flur zu deiner Kollegin gehst, bleibt dir überlassen. Auch während ich mit meinem Hund spazieren gehe, tanke ich mich gelegentlich so schnell auf. Dabei wiederhole ich im Geiste mehrmals > *Geben und Nehmen* <. Das hat für mich eine sehr schnelle Wirkung.

Deine Aura schließen

Solltest du plötzlich das Gefühl haben, dass dir Energie abgezogen wird, ob durch negative Nachrichten, Menschen oder Räume, besteht die Möglichkeit, zeitweise deine Aura zu schließen.

Dazu lege mindestens eine Hand auf deinen Solarplexus. Der Solarplexus ist ein Nervengeflecht. Es liegt in der Magengrube oberhalb des Nabels. Das dritte Chakra befindet sich hier ebenfalls. Unser Solarplexus-Chakra reagiert auf Schwingungen, wobei es sich bei negativen Energien zusammenzieht.

Während deine Hand (oder beide Hände) auf dem Solarplexus liegt, gebe dir folgende Botschaft: > *Ich schließe meine Aura* <.

Diese Gedanken wirken wie ein Zauberstab. Du nimmst nur das um dich herum wahr, was wichtig für dich ist. Alles andere geht spurlos an dir vorüber.

Auch, wenn dir durch eine Nachricht plötzlich zum Weinen ist, du es aber nicht zulassen möchtest, hilft es dir ungemein deine Aura zu schließen.

Sobald sich eine andere Situation einstellt, verblasst dieser Schutz.

Der energetische Schutzkreis

Diese Schutzübung bietet eine wirkungsvolle Ergänzung. Du spürst, wie wunderbar die Lebensenergie von deinem Körper und Geist aufgenommen wird.

Der Schutzkreis gibt dir Schutz und eine Schnellaufladung. Fast jeden Morgen, bevor ich zur Arbeit fahre, nehme ich mir für diese Übung eine Minute Zeit. Ob du diese Übung im Freien in Richtung Sonne oder Mond, oder in einem Raum deiner Wahl machst, bleibt dir überlassen.

Schließe deine Augen. Stelle dich in einer leichten Grätsche, mit halbschräg nach oben ausgestreckten Armen, bequem hin. Visuell stelle dir vor, wie das goldene Licht von oben in deinen Körper einströmt. Spüre, wie diese schöne Lichtenergie, in deine Hände, deine Arme, deinen Kopf, deinen Oberkörper, deinen Unterleib, deine Beine bis in deine Füße fließt. Du bist umhüllt mit diesem sonnigen Licht. Führe jetzt deine ausgestreckten Arme nach oben zusammen; die Handflächen zeigen zueinander. Wende die Handflächen nach außen und ziehe ganz langsam einen Schutzkreis um dich herum. Dazu führe die ausgestreckten Arme seitlich an deinem Körper von oben nach unten. Öffne deine Augen. Dieser Energie-Schutz begleitet dich den ganzen Tag.

Diese Übung ist einfach und schnell.

Die Pyramide

Schon mit dem ersten Reiki-Grad besteht die Möglichkeit, mit Hilfe deiner Vorstellungskraft, eine bestimmte Begebenheit positiv zu unterstützen. Diese Begebenheit könnte ein Vorstellungsgespräch, ein Schultag für dein Kind, Hilfestellung bei einer Mathematikarbeit, eine Party und vieles mehr sein.

Du weißt, Gedanken besitzen eine unglaubliche Kraft!

Baue visuell ein Viereck. Stelle die jeweilige Person darauf.

Vor deinem geistigen Auge – ziehe um die Person – nacheinander, durchsichtige Wände hoch. Diese Wände in Form einer Pyramide zeigen mit ihrer Spitze nach oben. An der Spitze bleibt eine kleine Öffnung. In diese Öffnung lässt du goldenes Licht wie ein Sonnenstrahl einströmen. Die Pyramide füllst du mit der jeweiligen Botschaft. Dabei ist es ratsam, nicht mehr als drei Wünsche für eine Begebenheit zu äußern, also nicht die Pyramide zu überladen. Ob du die Botschaft sagst oder denkst, ist dir überlassen. Zur Intensivierung teile jede Botschaft dreimal der universalen Energie mit. Auch eine zeitliche Begrenzung ist möglich. Die Wirkung hält für die bestimmte Situation beziehungsweise für einen Tag. Die jeweilige Nutzung einer Pyramide müsste somit täglich wiederholt werden.

Visuelle Pyramiden kannst du so viele bauen, wie du möchtest.

Wenn es dir leichter fällt, mit deiner Vorstellungskraft, die jeweilige Person in ein Glashaus zu setzen, hier ebenfalls das Dach spitz nach oben baust, und mit dem goldenen Licht füllst, so wirst du die gleiche tolle Wirkung erzielen.

Die Schutzblase

Eine Schutzblase ist vielseitig zu verwenden. Mit ihr besteht für dich die Möglichkeit, was immer für dich wichtig ist, unter den göttlichen Schutz zu stellen.

Die Schutzblase baue vor deinem geistigen Auge. Dazu hülle mit dem goldenen Licht zum Beispiel jedes einzelne Familienmitglied, deinen Hund, dein Auto oder dein Grundstück jeweils in eine Schutzblase wie in einen durchsichtigen Luftballon. Diese Schutzblase füllst du mit der jeweiligen Botschaft. Möchtest du dein Kind schützen, so könnte deine mögliche Botschaft lauten: > *Liebes Reiki, stelle meinen Sohn Alexander unter den göttlichen Schutz* <.

Ich benutze auch gerne für freilaufende Hunde und Katzen, an sehr befahrenen Strassen, die Schutzblase.

Dein Haus oder dein Grundstück lässt sich in eine Schutzblase hüllen, um es, zum Beispiel vor ungebetenen Gästen, zu schützen. Dazu lese das Reiki-Erlebnis: „ Ungebetene Gäste “.

Eine Reiki-Praktizierende nutzte diese Schutzblase auch schon während einer Autofahrt. Plötzlich bremste das vor ihr fahrende Auto. Blitzschnell hüllte sie ihr fahrendes Auto in eine Schutzblase. Das Bremsen musste sie selbst übernehmen. Stoßstange an Stoßstange und doch nicht berührt. Unglaublich, sie hatte das Gefühl eine unsichtbare, gepolsterte Hülle aus Schaumstoff umgibt ihr Auto. Jetzt bekommt dieses Auto vor jeder Fahrt eine Schutzhülle!

Wer mag es schon gerne, wenn das nachfolgende Auto an der Kofferklappe klebt. Erstens macht es manch einen Autofahrer nervös und zweitens ist ein Auffahrunfall vorprogrammiert. Auch hier ist es möglich, Reiki um Hilfe zu bitten. Baue um dein Auto visuell eine großzügige Schutzblase. Bitte Reiki, dass alle dir folgenden Autos den Sicherheitsabstand einhalten mögen. Du wirst staunen, wie gut es klappt.

Zwar besteht die Möglichkeit, die Schutzblase zeitlich zu begrenzen, eventuell für Stunden, jedoch lässt die Wirkung auch ohne Zeitvorgabe langsam nach, so dass ein täglicher Schutz erneut aufgebaut werden müsste.

Nahrungsmittel

Eine Vielzahl von Nahrungsmitteln stehen uns das gesamte Jahr zur Verfügung. Somit dürfte täglich einer gesunden Ernährung nichts im Wege stehen.

Gesund ernähren bedeutet auch aktiv leben. Und doch fragen sich viele Menschen: „Ich lebe und ernähre mich doch so gesund! Warum leide ich zum Beispiel an Magnesiummangel oder Darmschwäche?“

Ein großer Teil unserer Nahrungsmittel ist durch Anbau, Verarbeitung und Zubereitung energetisch ausgelaugt. Dazu kommen noch die Umweltgifte. Diese gelangen durch konventionelle Landwirtschaft (Pestizide, Herbizide, Insektizide), Umweltverschmutzung (Autobahnnähe, Industrieabgase), Elektrosmog (Starkstromleitungen, Funktelefone), Nahrungszusätze (Farbstoffe, Konservierungsstoffe), Gentechnik (zum Beispiel: die Erdbeeren im Joghurt), Atomtechnik (Tiere und Pflanzen sind radioaktiv verseucht), Fischverzehr (Meere sind Schadstoff belastet) und Massentierhaltung (verängstigte Tiere und Versorgung mit Hormonen und Antibiotika) in unsere Nahrungsmittel.

Reiki gibt dir die Möglichkeit, deine Nahrungsmittel energetisch aufzuladen. Halte deine Hände ein paar Minuten über dein Menü. Auch deinem Obst, sowie Kuchen und Keksen schenke ein paar Minuten Reiki. Manche Lebensmittel schmecken nach der Energetisierung noch besser. Aber auch das Gegenteil kann eintreten. Die Erfahrung machte ich mit Tee. Genial waren die Tests mit Früchtetees. Im Supermarkt hielt ich verschiedene Teesorten in meinen Händen. Ich spürte, wie meine Hände anfingen zu kribbeln. Der Geruchstest danach ergab, dass der Tee nicht nach Frucht, sondern nach Gras oder auch undefinierbaren Kräutern roch. Trinken möchte ich diesen Tee nicht. Schön ist auch, dass ich weniger beziehungsweise keinen Zucker mehr für Tee verwende. Hochwertiger Tee schmeckt dank Reiki schön lieblich.

Eine Bekannte von mir machte auf diese Weise ihren sauren Wein lieblich im Geschmack. Probiere es selbst! Fülle zwei Gläser mit Wein und schenke nur einem Glas Reiki. Ein guter Wein wird auf jeden Fall edler schmecken, oder das Gegenteil tritt ein und dein Wein wird zu Essig.

Der Hefekuchen gelingt dir dank Reiki ganz bestimmt. Halte die Schüssel mit dem angerührten Hefeteig, bevor du ihn an einen warmen Ort stellst, circa 5 Minuten zwischen deinen Händen. Während die Reiki-Energie fließt, nutze eventuell eine dieser Botschaften: > *Liebes Reiki, schenke diesem Hefekuchen sehr gutes Gelingen* < oder > *Liebes Reiki, dieser Hefekuchen möge locker und wohlschmeckend gelingen* <.

Auch Frischwasser, bevor ich es meinen Tieren gebe, energetisiere ich, indem ich das Gefäß zwischen meinen Händen halte.

Unsere Hände vollziehen viele Handlungen Tag für Tag. Ob nun bewusst oder unbewusst, gelangt Reiki über unsere Hände auch zu den Nahrungsmitteln. Diese werden dadurch mit Energie aufgewertet, und somit für unseren Organismus bekömmlicher.

Universale Energie für Tiere

Menschen brauchen Tiere und Tiere brauchen Menschen. Gibst du deinem Haustier Streicheleinheiten, so wird die Produktion von Glückshormonen angekurbelt und dein Immunsystem gestärkt.

Für viele Menschen besitzen Tiere eine wundervolle Gabe, die sich in bedingungsloser Liebe, Geduld und Treue äußert. Tiere eignen sich auch hervorragend als Therapeuten. Zum Beispiel wurden gute Heilungserfolge mit der Delphintherapie erzielt. Es ist erwiesen, dass Kinder, die mit Tieren aufwachsen, viel verantwortungsbewusster, fürsorglicher und liebevoller mit ihrer Umwelt umgehen.

Tiere sind sehr empfänglich für die Reiki-Energie. In meiner Familie leben ein Kater und eine Hündin. Es ist wunderschön mitzuerleben, wie die beiden sich die universale Energie von mir erschleichen.

Die Organe liegen bei Tieren etwa an der gleichen Stelle wie bei uns Menschen.

Sollten Tiere sehr unruhig bei einer Behandlung sein, ist es ratsam die Energie fließen zu lassen, während das Tier schläft.

Meine Hündin, mit dem Namen Tessa, hatte sich eine große Wunde auf ihrer Schnauze zugezogen. Sie stupst unwahrscheinlich gerne ihre Nase im Schnee und wälzt sich darin. Unter dem Schnee war jedoch aufgetauter Schnee zu Eis gefroren. So hatte ihr ständiges Schneestupsen zur Folge, dass das Eis genau über ihrer Nase Einschnitte hinterließ. Diese entzündeten sich so heftig, dass die Wunde blutig und vereitert eine Größe von circa einem Zweieurostück erreichte. Immer, wenn ich mit meinen Reiki-Händen über ihre Schnauze zur Behandlung ansetzte, wollte sie mich lecken oder schubste mit ihrer Schnauze gegen meine Hände. Mit dem ersten Reiki-Grad, dachte ich damals, bekomme ich das nicht hin, also ab zur Tierarztpraxis. Die Tierärztin war sichtlich erschrocken über die unschöne Wunde. Sie gab uns ein Desinfektionsmittel und bestellte uns drei Tage später wieder. Abends platzierte ich eine Decke auf unserer Couch zwischen meinem Mann und mir. Tessa war begeistert; bis dato war die Couch tabu. Aber was macht man nicht alles, wenn es dem Vierbeiner schlecht geht. Sie schlief sofort ein und diesmal konnte ich für circa 30 Minuten meine Hände über die Wunde halten. Es kribbelte und piekte an meinen Händen heftig. Noch am gleichen Tag war damals für mich Unglaubliches geschehen, endlich bildete sich ganz fein eine Schorfschicht über die Wunde. Tagelang hatte ich mir Sorgen um die eitrige Wunde gemacht, die von Tag zu Tag größer wurde, und nun setzte endlich Heilung ein. Drei Tage hintereinander behandelte ich die süße Hundeschnauze mit großem Erfolg. Den Tierarzttermin bestellte ich ab. Es heilte mit Reiki so enorm, dass ich heute noch dankbar bin über diese schöne Erfahrung. Die Tierärztin hatte ihre Zweifel, ob das Fell wieder nachwächst, da die Wunde sehr tief und groß war. Die entstandene kahle Stelle behandelte ich ebenfalls mit Reiki. Meine Botschaft lautete damals: > *Liebes Reiki, das Fell möge sich neu bilden* <. Circa zwei Monate später war das Fell nachgewachsen; keine Spur mehr von einer Wunde.

Tierarztbesuche lösen bei unseren Vierbeinern immer Angst und sogar Panik aus. Als Reiki-Praktizierende mit dem ersten Reiki-Grad rate ich dir, bevor du dich auf den Weg zum Tierarzt machst, eine Pyramide oder Schutzblase zu visualisieren. Eine mögliche Botschaft könnte lauten: >*Liebes Reiki, gebe meinem Kätzchen für den morgigen Tierarztbesuch Ruhe, Harmonie und Vertrauen* <. So unterstützt du diesen Besuch mit positiver Energie und vermittelst deinem Haustier Entspannung.

Der zweite Reiki-Grad ist für die Behandlung von Tieren eine sehr große Erleichterung. Du bist dann in der Lage eine

Reiki-Dusche, auf die ich später noch genauer eingehe, über deinem Tier zu installieren. Und es besteht die Möglichkeit einer Fernbehandlung.

Der Wellensittich meiner Schwester ist ein wahrer Unterhalter und trillert wunderschön. Doch plötzlich gab er ganz kläglich, piepsige Laute von sich. Da er es nicht mag mit den Händen umschlossen zu werden, nahm meine Schwester den Vogel samt Vogelkäfig auf ihren Schoß und ließ so die universale Energie eine halbe Stunde fließen. Am nächsten Tag hatte er seine schöne Stimme wieder. Jedoch nach drei Tagen wieder diese kläglichen, piepsigen Laute. Jetzt schickte sie Fern-Reiki zu dem Wellensittich und nutzte zusätzlich die Symbole vom zweiten Reiki-Grad. Seit dieser Behandlung geht es dem kleinen Sänger wieder gut.

Pflanzenbehandlung

Pflanzen und Tiere reagieren intensiv und schnell auf Reiki. Besonders die Pflanzenwelt dankt uns die Energetisierung mit schönem Wachstum und üppiger Blütenpracht.

Pflanzen behandelst du von unten nach oben. Dazu nimmst du die Pflanze samt Topf circa 5 Minuten lang zwischen deine Hände. Somit tanken die Wurzeln viel Energie. Je nach Bedarf gibst du nach der Wurzelbehandlung den Blättern und Blüten deiner Pflanze Reiki. Nach einer drei- bis fünftägigen Behandlung siehst du die ersten Erfolge: Neue Triebe, ein kräftiges Grün beziehungsweise die Blütenbildung wird angeregt.

Die Kraft der Gedanken und die schöne Lebensenergie haben auch eine Wirkung bei Pflanzen. So erlebte ich dieses mit Schnittblumen. Ein Strauß Tulpen hielt ich so circa 5 Minuten in meiner Hand. Für meine Vase kürzte ich diese. Ich dachte so, schön wäre es, wenn die Tulpen in der Vase nicht wachsen würden. Sie müssten diese Größe behalten. Kurios, diese Tulpen sind nur minimal gewachsen und die Blüten standen prächtig wie eine eins nach oben. In der Vergangenheit sind meine Tulpen wesentlich mehr in der Vase gewachsen, dadurch krümmten sie sich auch immer sehr. Erst einmal ging ich vorsichtig mit meiner Feststellung um. Vielleicht ist es Zufall, vielleicht liegt es an der Züchtung, vielleicht vermag Reiki in Verbindung mit den Gedanken auch dieses! Inzwischen gebe ich allen Schnittblumen, bevor ich sie in eine Vase stelle, eine Reikiaufladung.

Mein Gießwasser versorge ich bereits in der Gießkanne mit der schönen Energie. Ist diese mit Leitungswasser gefüllt, pulsiert es in meinen Händen während der Energetisierung heftiger, als bei einer Füllung mit Regenwasser.

Halte Samenkörner und Jungpflanzen, bevor du sie in die

Erde bringst, ein paar Minuten in deinen Händen. Sie werden dich belohnen.

Wenn du über den zweiten Reiki-Grad verfügst, hast du einen großen Vorteil. Mit Fern-Reiki schickst du zu allen Pflanzen, zum Beispiel im Haus, die universale Energie. Du sparst sehr viel Zeit. Eine Botschaft könnte lauten: > *Reiki möge meinen Pflanzen im Haus Kraft für ein gesundes und üppiges Wachstum geben* <.

Sollten deine Pflanzen von Ungeziefer befallen sein, schicke eventuell diese Botschaft: > *Die Blattläuse mögen meine Pflanzen verlassen und in die Natur gehen* <. Meine Reiki-Lehrerin brachte uns diese Botschaft im Umgang mit Fern-Reiki nahe. Ich höre sie noch wie heute: „Das klappt", sagte sie mit Bestimmtheit. Damals war ich ja noch unerfahren und vielleicht etwas skeptisch. Inzwischen habe ich es selber, an einer mit Blattläusen befallenen Pflanze, ausprobiert – es funktionierte wirklich!

Erlebnisse mit dem ersten Reiki-Grad

Meine Vision

Ich hatte mich schon zum Seminar für den ersten Reiki-Grad angemeldet, als wundervolles geschah.

Eines Nachts erhielt ich eine Vision. Ich sah ein sehr helles Licht, wie es mich anstrahlte. Ich hatte das Gefühl, dass ich gar nicht richtig schlief. Um dieses Licht deutlicher zu sehen, schaltete ich das Licht an. Schade, plötzlich war es für mich nicht mehr sichtbar. Zunächst erzählte ich niemandem davon. Glauben würde es mir ja doch keiner. Mit großem Interesse verschlang ich zu dieser Zeit regelrecht ein Reiki-Buch. Vielleicht identifizierte ich mich so sehr mit diesem Buch, dachte ich damals, dass ich schon davon träume.

Der Gedanke, dass irgendetwas in dieser Nacht geschah, ließ mich nicht los.

Plötzlich hatte ich eine Eingebung. Vielleicht hat mir jemand die Gabe zur Heilung geschenkt! Vielleicht war es so etwas wie eine Erleuchtung! Das Licht musste etwas zu bedeuten haben!

Ich konnte es nicht lassen, die Heilungskräfte zu aktivieren. Ein Versuch war es Wert. Dazu stellte ich mir dieses strahlende Licht vor, wie es in mein Scheitelchakra zu meinem Herzen und dann in meine Hände floss.

Meine Mutter litt täglich unter Schmerzen am Hinterkopf. In einem Abstand von 5 Zentimeter hielt ich meine Hände an den Hinterkopf meiner Mutter. Ich bat um die schöne Energie aus dem Kosmos und, dass die Schmerzen sich auflösen mögen. Meine Mutter empfing eine angenehme Wärme wie eine Heizsonne. Die Schmerzen am Hinterkopf waren von diesem Tage an verschwunden.

Anschließend behandelte ich den Arm meiner Schwester. Sie hatte so starke Schmerzen, dass es ihr nicht gelang den Arm nach oben auszustrecken. Auch sie verspürte die Wärme. Die Schmerzen waren nach der ersten Behandlung deutlich weniger zu spüren und sie konnte auch gleich wieder ihren Arm in alle Richtungen bewegen.

Was war also in jener Nacht geschehen?

Später – nach meinem Reiki-Seminar für den ersten Reiki-Grad, während der 21 Tage Reinigung, erhielt ich wieder diese Vision. Wieder sah ich im Halbschlaf dieses Licht. Eigentlich war ich eher wach, als dass ich schlief. Dieses Mal war das helle, sonnige Licht jedoch noch intensiver und ich hatte das Gefühl, außer mein Mann, der neben mir schlief, war da noch jemand von diesem Licht umhüllt. Es war irgendwie sehr angenehm.

Ich vertraute mich nach diesem Erlebnis einer Reiki-Eingeweihten und meiner Schwester an. Beide besuchten mit mir das Wochenendseminar des ersten Reiki-Grades. Und siehe da, auch sie hatten eines Nachts dieses Licht gesehen. Ihnen war es, im Gegensatz zu mir, unheimlich.

Schlaf- und Darmbehandlung

Wie viele frisch geweihte Reiki-Freunde suchte auch ich „Opfer“, um so meine neu erworbene Fähigkeit anzuwenden und Menschen zu helfen.

Mein Mann war ein großer Skeptiker; Reiki sei nur Glaube und an so etwas habe er noch nie geglaubt. Er schien mir trotzdem sehr geeignet. Die Darmentleerung funktionierte nur jeden 3. bis 4. Tag und Schlafprobleme hatte er auch schon.

Frisch vom Seminar gekommen, bot ich sofort meine Hilfe an. Jedoch ohne Erfolg. Meine Reiki-Lehrerin pflegte zu sagen, wenn die Zeit reif sein sollte, wird dein Mann ganz von alleine auf dich zukommen. Naja, dachte ich mir, sicherlich werde ich mich gedulden müssen.

Ein Monat war vergangen. Seine Schlafprobleme machten ihm zu schaffen. Ich hoffte, dass mein lieber Ehemann meine Hilfe wünschte und mich um Reiki bitten würde. Er tat es wirklich. Um ihn das erste Mal nicht zu überfordern, behandelte ich zwei Positionen.

Ich legte meine Hände circa 5 Minuten an seine Thymusdrüse. Anschließend behandelte ich circa 10 Minuten seinen Bauch. Dazu legte ich eine Hand über den Bauchnabel und eine Hand darunter. Mit meinen Gedanken schickte ich, während der Behandlung, folgende Botschaft: > *Liebes Reiki, gehe in die Ursache der Blockade des Darms. Der Darm möge sich täglich auf gesunde Weise entleeren* <. Als ich das Gefühl hatte, dass meine Hände weniger spüren, lenkte ich meine Gedanken zu den Schlafproblemen.

Also schickte ich meinen Mann quasi anschließend in den Schlaf. Das hört sich zwar lustig an, aber zu diesem Zeitpunkt war es ja noch ein Reiki-Test. Dabei lagen meine Hände noch auf seinem Bauch. Mein Mann wünschte bis 05:40 Uhr zu schlafen. Meine Gedanken schickte ich, wie folgt: > *Liebes Reiki, mein Ehemann möge von 22:00 Uhr bis 05:45 Uhr gesund und erholsam schlafen* <.

Gespannt auf die Wirkung, war meine erste Frage am nächsten Morgen: „Na, wie hast du geschlafen?“. Reiki hatte mich nicht enttäuscht. Mein Mann hatte sehr gut geschlafen und gleich morgens einen gesunden Stuhlgang. Es funktionierte. Die Behandlung praktizierte ich an drei aufeinander folgenden Tagen. Jedoch machte meinem Mann dies stutzig, und so meinte er: „Komisch, ich höre den Wecker um 05:40 Uhr kurz klingeln und wache um 05:45 Uhr erst auf“. Ich schmunzelte und selbst etwas unsicher, klärte ich das mit den fünf Minuten. Seit der Zeit damals ist von Darmträgheit nichts mehr zu merken und der Schlaf ist super.

Manchmal bittet mein Mann mich um eine Ganzkörperbehandlung. Eine Ganzkörperbehandlung bei schöner Meditations-Musik ist sehr entspannend und bringt Harmonie in den gesamten Organismus. Mein Mann, ein wahrer Genießer dieser Reiki-Behandlungen, teilt heute gerne seine Erfahrungen Skeptikern mit.

Zysten in der Brust

Seit mehreren Jahren leidet meine Schwester an gutartigen Zysten in beiden Brüsten. Seit sie in den ersten Reiki-Grad eingeweiht wurde, behandelte sie diese mehrere Monate fast täglich mit Handauflegen.
Dabei lautete ihre Botschaft: > *Reiki möge die Zysten auflösen; der Busen möge straff und gesund werden* <.
Wundervolles geschah. Die jährliche Untersuchung ergab ein verblüffendes Ergebnis. In der rechten Brust befanden sich keine Zysten mehr. In der linken Brust konnten noch Zysten festgestellt werden, aber weitaus weniger.
Ein schöner Nebeneffekt stellte sich auch noch ein, der Busen wurde wirklich sichtbar straffer.

Hämorriden

Die Hämorridenschmerzen hatte meine Schwester eigentlich schon vergessen. Doch nach circa fünf Jahren machte sich der Schmerz wieder bemerkbar.

Hier schlummerte schon viele Jahre etwas in ihrem Seelenleben. Die gestauten Gefäße der Hämorriden deuten darauf hin, dass es ein Hindernis gibt. Anstatt das Problem zu lösen, sich durchzusetzen, bleibt er beziehungsweise sie unangenehm darauf sitzen. Dieses könnte eine mögliche Deutung des eigentlichen Symptoms sein.

Reiki holt ja, wie bekannt, allen „Dreck“ aus unserem Körper heraus.

Um Hilfe und Heilung zu erfahren, legte meine Schwester vier Tage nacheinander eine Hand auf ihr *Scheitelchakra* und eine Hand auf ihr *Wurzelchakra*. Sie ließ die Reiki-Energie somit durch ihren Körper fließen.
Diese Botschaft begleitete ihre Behandlung: > *Reiki möge die Hämorriden auflösen; Heilung und Gesundheit stellen sich ein* <. Die Hämorriden sind nicht mehr zu spüren und die damit verbundenen Schmerzen sind auch verschwunden. Die eigenen Hände vermögen Beeindruckendes zu vollbringen.

Treppensturz

In unserem kleinen Häuschen befindet sich zum Obergeschoss eine Steintreppe.

An einem schönen Sonntagmorgen kratzte unser Kater ungewöhnlich früh an unserer Schlafzimmertür. Noch müde, mit fast geschlossenen Augen, bewegte ich mich fort, um Kater „Gibsy“ für den Toilettengang herauszulassen. Er bevorzugt eben lieber die Natur. Ich rutschte gleich von der ersten Stufe ab; mein rechter Arm pendelte in der Luft, wobei die gesamte linke Körperseite mit jeder Stufe Kontakt aufnahm. Das hat so gepoltert, dass auch der Rest der Familie aufschreckte. Unserem Kater war gleich alles vergangen; vor Schreck hatte er sich versteckt.

Gebrochen, dachte ich, ist wohl nichts, aber wo fange ich mit Reiki an. In meinem linken Arm, meinem Rücken, meinem Hinterteil und meinem linken Bein spürte ich den Schmerz. Im Bett liegend, arbeitete ich mich von oben beginnend Stück für Stück herunter. Leider besaß ich zu diesem Zeitpunkt nur den ersten Reiki-Grad. Am Rücken war die Behandlung etwas schwierig für mich. Somit bat ich meine Schwester um Hilfe. Fast 2 Stunden ließen wir gemeinsam die Reiki-Energie auf meine Prellungen fließen. Was für ein Erfolg! Nicht ein blauer Fleck an meinem Körper und zum Abend verzog sich auch der Schmerz.

Am Montag erinnerte mich körperlich nichts mehr an diesen Sturz. Doch die bleibende Erinnerung, wie schnell Reiki mir Hilfe gab, werde ich nie vergessen.

Dieser schöne Sonntag brachte noch mehr Überraschungen. Mein Ehemann fühlte sich so unwohl, dass er im Bett liegen bleiben musste. Ihm stand der kalte Schweiß auf der Stirn. Wie ich dir schon am Anfang meines Buches erzählte, stellte sich bei mir circa zweimal im Jahr eine Lungenentzündung und Schwindel ein. Mein Mann dagegen wurde all die Jahre nicht krank, bis auf die letzten zwei Jahre, da leistete er mir jedes Mal Gesellschaft. Schon zweimal war es so schlimm, dass meine Schwester einen Notarzt anforderte. Wir konnten es uns nicht erklären. Dieses Mal stürzte ich und meinem Mann war speiübel. Und das Kuriose war, es passierte wieder nach einer Familienfeier. Nun denkst du, zu tief ins Glas geschaut. Nein, nein, das trifft für uns nicht zu.

So um die Mittagszeit kam mir eine Idee. Ich kramte meine Weihrauchkerzen aus dem Schrank und mit dem Rauch säuberte ich unser gesamtes Haus. Im Schlafzimmer verweilte ich etwas länger. Das Negative möge aus unserem Haus weichen, das war mein Wunsch. Mein Mann stand eine Stunde später zum Mittagessen auf und es ging ihm wieder gut.
Weihrauch, ob als Räucherwerk, Öl oder in Form von getrockneten Kräutern, dient hervorragend zum Schutz, zur Reinigung und zur Heilung.

Bauchnabel - Piercing

Bei meiner Nichte musste ein Piercing am Bauchnabel her. Meine Schwester, wie schon erwähnt auch eine Reiki-Eingeweihte, hatte gleich am Tag des Bauchnabel-Piercings Reiki mit viel Heilenergie auf die frische Wunde gegeben. Dazu nutzte sie den ersten Reiki-Grad; sie hielt ihre Hände circa 10 Minuten über die Wunde und ließ die universale Energie fließen.

Am übernächsten Tag entfernte sie das Pflaster, und ich war genauso erstaunt wie sie. Es war alles verheilt. Der Bauchnabel schmerzte nicht mehr und man hätte denken können, dieser Piercing schmückt schon lange den schönen Bauch meiner Nichte.

Wunden heilen dank Reiki viel schneller.

Hoffnung

Eine gute Bekannte von mir leidet an den Folgen einer Kinderlähmung, seit ihrem dritten Lebensjahr. Da ihre Füße kein Gefühl für Wärme und Kälte verspürten, hinterließ besonders die kalte Jahreszeit oft ihre Spuren. Regelrechte Frostbeulen; aufgeplatzte Zehen wurden von ihrer Mutter dann liebevoll behandelt. Sie spürte nicht die eisige Kälte an ihren Füßen.

Nicht nur die Deformation der Füße machten ihr zu schaffen, auch das beschwerliche Laufen nahm in den letzten Jahren zu.

In der Hoffnung auf Heilung wandte sie sich an verschiedene Ärzte und Orthopäden. Sie erhielt eine stationäre Heilkur und schloss sich der Selbsthilfegruppe „Polio“ (Kinderlähmung) an. Doch es stellte sich keine Heilung beziehungsweise Besserung ihres Zustandes ein. Nach anfänglichem Zögern ließ sie sich in die Reiki-Kraft einweihen.

Schon nach ein paar Tagen sprach sie begeistert, dass es ihr schon ein bisschen besser ging. Nach zwei Monaten intensiver

Reiki-Behandlungen hatte sie kein Wasser mehr in den Füßen und konnte 1 1/2 Stunden am Stück laufen.

Nach vier Monaten ist das Gefühl in ihren Füßen wieder zurückgekehrt. Freudig und zu gleich unfassbar, sagt sie oft: „Meine Füße werden kalt und ich spüre es. Das ist wie ein Wunder."

Bauch weg

Eine Reiki-Praktizierende ist zwar schlank und besitzt mit 42 Jahren eine tolle Figur, aber wie sollte es anders sein, es gibt ja immer etwas zu bemängeln. Bei ihr war es der Bauch.

Sie legte ihre Reiki-Hände auf ihren Bauch und hoffte, dass sich die überschüssigen Fettzellen an ihrem Bauch auflösen mögen. So begleitete sie ihre Behandlung mit diesen Wunschgedanken.

Dieses tat sie intensiv Tag für Tag circa drei Monate. Der Erfolg war sichtbar. Ihr Bauch war schlanker geworden.

Was war geschehen? Zum einen war diese Dame sehr konsequent und zum anderen zeigt es dir, welche Macht und Auswirkung unsere Gedanken mit der universalen Energie besitzen.

Haut

Wer möchte nicht schön sein von Kopf bis Fuß. Schön ist es natürlich, seinen Körper so zu lieben, wie er ist. Dieses ist leicht gesagt. Wenn da nicht der zu kleine Busen, die roten Äderchen, der dicke Bauch und die dünnen Haare wären. Schönheit kommt von innen. Reiki hilft dir deine Schönheit sichtbar zu machen. Dazu brauchst du Geduld und täglich Reiki. Aus eigener Erfahrung weiß ich, dass es funktioniert.

Ich stand oft vor dem Spiegel und dachte, die roten Äderchen in meinem Gesicht werden immer mehr, schrecklich. Mit dieser Aussage und diesen Gedanken habe ich wohl die Äderchen in meinem Gesicht vermehrt. So schien es mir jedenfalls. Wir betrachten unsere Unschönheiten häufiger als unsere schönen Füße und schönen Haare. Dabei behandelte auch schon mal ein Hautarzt meine Gesichtsäderchen. Das funktionierte auch. Nur, wie schon erwähnt, vermehrten sie sich wieder.

Ich nutzte jetzt die kosmische Energie. Fast jeden Tag legte ich meine Hände auf mein Gesicht, so circa 5 bis 10 Minuten. Ich sagte beziehungsweise dachte folgende Botschaft: >*Reiki, bitte fließe in meine Gesichtshaut. Meine roten Äderchen werden kleiner und kleiner, unsichtbar. Sie verschwinden im Nichts* <. Nach circa vier Monaten stellte ich die ersten sichtbaren Erfolge fest. Eine deutliche Reduzierung der unschönen roten Äderchen. Toll, einfach toll!

Auch gegen Pickel hilft Reiki wunderbar. Das Gesicht einer Bekannten war schon seit ihrer Pubertät mit Pickeln übersät. Was hatte sie nicht alles versucht, die teuersten Cremes, Vitamintabletten, der Hautarzt gab sich auch viel Mühe mit verschiedenen Therapien, alles für die Katz. Nach ihrer Einweihung in die Reiki-Energie behandelte sie vorrangig ihre Gesichtshaut und ihre Nieren. Sie bat Reiki um schöne glatte Haut. Heute hat sie keine Pickel mehr. Die Haut ist wirklich schön geworden. Ich freue mich für alle, die den Weg zu Reiki gefunden haben. Nie, möchte ich Reiki mehr missen.

Haare

Eine lustige, aber auch tolle Begebenheit erlebte eine Verwandte. Sie legte fast täglich ihre Hände auf ihr Kopfhaar.
Mit ihren Gedanken schickte sie folgende Botschaft: >*Die*

Reiki-Energie fließe in meine Haarwurzeln; mein Haar möge sich verdoppeln. Schönes kräftiges Haar stelle sich ein <.

Nach circa drei Monaten stellte sie fest, dass ihr Haar kräftiger und voller wurde. Auch an anderen Körperstellen vermehrte sich der Haarwuchs. Das fand sie wiederum nicht so schön. Ständiges rasieren (Bikinizeit) brachte sie auf die Idee, diese Haare auszuzupfen. Aua! Das tut weh! Sie bat Reiki um Hilfe, dass es beim Zupfen nicht schmerzen möge. Auch das klappte. Sie verspürte keine Schmerzen.

Was aber auch als tolle Nebenerscheinung wuchs, waren ihre Augenbrauen. Seit circa zehn Jahren hatte sie diese nicht mehr gezupft, da sie sehr spärlich waren und nicht wuchsen. Heute bittet sie Reiki nur noch in ihre Kopfhaarwurzeln und in ihre Augenbrauen je nach Bedarf zu fließen.

Vieles ist so unglaublich; auch, wenn ich es selbst miterlebte, bringen mich manche Dinge ins Staunen. All diese Begebenheiten haben mir verdeutlicht, wie unser Körper auf unsere Gedanken reagiert. Tief in unserem Unterbewusstsein wird alles gespeichert. Unser Unterbewusstsein kann nicht zwischen Wahrheit und Unwahrheit unterscheiden. Es kennt auch keine Verneinung. Denke jetzt bitte nicht an eine Kuh. Was ist gerade passiert? …

Wenn du unter Haarausfall leidest, sage nie: > Meine Haare werden immer weniger und immer dünner < oder > Meine Haare mögen bitte nicht dünner werden <. Gebe dir folgende mögliche Botschaft: > *Meine Haare werden von Tag zu Tag an Fülle zunehmen; gesundes, üppiges Haar möge mir wachsen* <. Probiere es!

Sollte dir das Frisieren deiner Haare nicht gelingen, so baue, bevor du mit deiner Haarpflege beginnst, eine Pyramide in deine Frisierecke. Diese fülle eventuell mit dieser Botschaft: >*Liebes Reiki, bitte hilf mir, mein Haar wunderschön zu frisieren*<. Eine Pyramide, wie auf Seite 60 beschrieben, ist vielseitig einsetzbar.

Gewichtsprobleme

Solltest du Gewichtsprobleme haben, hilft eventuell auch hier Reiki. Zwar leiden die meisten Menschen an Übergewicht, aber es gibt auch das Gegenteil.

Ich selbst war in jungen Jahren als Kind und Teenager sehr mager. Oft habe ich vor dem Spiegel gestanden und mir gesagt: „Mensch, bin ich dünn!". Mein Körper hatte sehr oft diese Botschaft bekommen, also blieb ich für mich gesehen zu dünn. Dieses hat sich dann, so Anfang meiner 20iger Jahre, geändert. Mit Haushalt, Kinder und Beruf war ich so ausgelastet, dass ich nicht mehr meinem Gewicht so große Beachtung schenkte. Da ich für meine Familie und für mich sehr viele Kleider nähte, musste ich mich ja auch ständig zur Anprobe vor den Spiegel stellen. Aber ich war plötzlich zufrieden. Ich hatte damals und habe heute noch immer mein Wohlfühlgewicht. > *Ich bin schlank und möchte so bleiben*<. Das ist heute meine Botschaft für meinen Körper.

In der Vergangenheit verletzten mich manchmal Äußerungen wie: „Du wirst ja immer dünner! Hast du abgenommen?". Dabei hatte sich an meinem Gewicht nichts geändert. Manchmal war ich traurig. All diese Menschen machten ständig Diätkuren, um schlank zu sein.

Heute ist mir klar geworden, dass sie nur unglücklich waren beziehungsweise sind. Unsere Umwelt setzt doch die Maßstäbe über jeden einzelnen von uns. Wenn du an Übergewicht leidest, für ausreichend körperliche Bewegung sorgst, und ein gesundes Maß an Kost zu dir nimmst, möchte ich dir folgenden Rat geben; sage nicht: „Ich werde immer dicker". Versuche dein Unterbewusstsein umzuprogrammieren. Lege deine Hände auf deinen Bauch und aktiviere deine Reiki-Energie. Eine mögliche Botschaft könnte lauten: > *Ich werde von Tag zu Tag schlanker. Ich erreiche mein Idealgewicht* <. Es hat schon bei einigen Menschen funktioniert, vielleicht auch bei dir.

Auch, wenn du nicht über eine Reiki-Einweihung verfügst, kannst du, wie schon erwähnt, bei dir selber die Hände auflegen. Jeder besitzt diese Selbstheilungskräfte und daher gab ich diese Erfahrung auch an nicht Reiki-Eingeweihte weiter. Einen Versuch für den, der es wirklich von Herzen wünscht, um sein Gewicht zu reduzieren, wäre es ja wert.

Meine erste Pyramide

Vier Wochen waren nach meiner Reiki-Einweihung vergangen, als ich meine erste visuelle Pyramide baute.

Mein Sohn hatte sein erstes Vorstellungsgespräch. Nach einer telefonischen Terminvereinbarung mit dem Geschäftsführer war er sehr niedergeschlagen. Der Geschäftsführer war am Telefon sehr unfreundlich und kurz angebunden. Sicher im Stress, dachte ich.

So machte es Klick bei mir. Um Harmonie in das Gespräch zu bringen, probierte ich die Pyramide. Niemand, den ich fragte, konnte mir sagen, ob es wirklich funktionierte. Da ich ja nicht wusste, in welchem Raum das Gespräch stattfinden würde, baute ich um das gesamte Autohaus eine Pyramide und ließ das goldene Licht einfließen. Ich schickte diese Botschaft: >*Es möge eine tolle Atmosphäre während des Gespräches herrschen. Mein Sohn möge ruhig und gelassen die passenden Worte finden* <. Begeistert kam mein Sohn nach Hause, so gut verlief das Gespräch. Der Geschäftsführer war super nett. Mein Sohn glaubte damals natürlich nicht an meine Reiki-Praktiken.

Diese Stelle im Autohaus wurde an einen erfahrenen Kraftfahrzeug-Elektriker vergeben. Meine Reiki-Lehrerin pflegte in diesem Fall zu sagen, es war nicht die richtige Arbeitsstelle für deinen Sohn. Die richtige Arbeitsstelle wird noch kommen. Geduld! Sie hatte Recht; es bot sich für ihn eine anspruchsvolle

Arbeitsstelle in einem Auto-Werk. In so einem Werk zu arbeiten, war schon lange sein Traum. Inzwischen leitet er nach vier Monaten Beschäftigungszeit mit seinen 24 Jahren ein Team.

Von nun an testete ich mit wahrer Begeisterung Reiki-Pyramiden. Ich steckte so nach und nach viele Bekannte, Verwandte, Kollegen und Freunde mit meiner Reiki-Euforie an. Wenn es um das Thema Reiki geht, hält mich nichts auf. Ich habe festgestellt, dass der Bedarf an Heilung, Gesundheit, positive Gedanken und vieles mehr so unendlich groß ist. Ich freue mich, vielen Menschen diese schöne Reiki-Kraft nahe zu bringen.

Wissen ist zwar Macht, wie es so schön heißt, aber Wissen mit allen zu teilen, ist Reichtum und Liebe. Alles, was du im Leben in positiver Hinsicht gibst, wirst du mehrfach zurückerhalten.

Das Schönste war für mich, dass meine Schwester mir zu liebe, mit mir den Reiki-Kurs für den ersten Reiki-Grad besuchte. So hatte ich den Vorteil, mich fast täglich mit meiner Schwester über unsere Reiki-Erfolge auszutauschen. Damals vor dem Reiki-Kurs war sie sehr skeptisch, doch heute ist sie eine überzeugte Reiki-Meisterin.

Die Schule

Reiki als Unterstützung beim Lernen in der Schule ist sehr hilfreich. Viele Reiki-Praktizierende testeten diese Erfahrungen an ihren Kindern, bisher ergaben sich ungeahnte Erfolge.

Hierzu nutze, wie auf Seite 60 beschrieben, ebenfalls die Pyramide.

Jeden Abend, bevor ich mich schlafen legte, baute ich für den nächsten Schultag Pyramiden. Am Abend finde ich für mich die nötige Ruhe, um die Reiki-Energie in Gedanken fließen zu lassen. Jedoch ist es dir überlassen, ob du am Abend oder am frühen Morgen, bevor dein Kind zur Schule geht, diese Pyramide baust. Dazu stelle dir visuell den Klassenraum vor, in dem das jeweilige Schulkind sitzt. Ziehe in Gedanken um den Klassenraum die durchsichtigen Wände deiner Pyramide hoch. Lasse das goldene Licht wie ein Sonnenstrahl hineinfließen und lege eine Botschaft mit hinein. Wie du in meinen weiteren Ausführungen feststellen wirst, ist die Wortwahl deiner Botschaft die Voraussetzung für den von dir angestrebten Erfolg.

Eine mögliche Botschaft könnte sein: > *Mein Sohn A … möge eine sehr gute Auffassungsgabe besitzen; seine schulischen Leistungen verbessern sich von Tag zu Tag* <. Möchtest du diese Pyramide für das Kind deiner Freundin bauen, nenne bitte zu dem Namen das Geburtsdatum und die Anschrift. In einem Mehrfamilienhaus könnte es ja auch sein, dass mehrere Personen zufällig den gleichen Namen besitzen. Somit würde Reiki nicht wissen, wohin.

Es ist wie eine Wunscherfüllung; bei täglicher Anwendung von Reiki verbesserten sich die Zensuren bei Kindern und Jugendlichen deutlich. Wichtig ist hierbei die Botschaft. Je nachdem, was du erreichen möchtest, wähle die entsprechende Botschaft aus. Sei auch nicht so zaghaft beim Wünschen der Zensur. Sehr gut oder gut: Das sind jetzt die Wunschnoten. Auch wenn es nicht gleich die von dir angedachte Erfüllung findet, die Zeit wird kommen.

Eine Reiki-Praktizierende mit dem ersten Reiki-Grad gab folgendes in diese Pyramide: > *Mein Sohn S … möge schneller werden und möge keine Probleme mehr haben* <. Nach drei Wochen täglicher Hilfestellung mit Reiki zeigte sich kein Erfolg. Im Gespräch erkannten wir, schnell ist relativ. Was für mich langsam ist, kann für den Nächsten schon schnell sein. Mit dem Wort „Problem" wählte sie keine positive Aussage. Besser wäre diese Botschaft: > *Mein Sohn S … möge die gestellten Aufgaben in der vorgegebenen Zeit richtig erfüllen. Das Lernen möge ihm*

Freude bereiten <. Auch hier stellte sich mit der neuen Wortwahl nach kurzer Zeit der Erfolg ein.

Wenn dein Kind sehr aufgeregt ist, zum Beispiel vor einer Klausur, lege innerliche Ruhe, Harmonie und Ausgeglichenheit in diese Pyramide.

Für Klassenarbeiten baute ich immer eine Pyramide zusätzlich für das Unterrichtsfach, um die Wirkung gezielt zu erhöhen.

Was auch sehr erstaunlich war, dass eine Gymnasiastin ihren Prüfungsaufsatz mit der Zensur „Eins" absolvierte, obwohl sie nur Auszüge aus diesem Buch gelesen hatte. Sehr skeptisch baute hier die Mutter, auch eine Reiki-Praktizierende, die Pyramide. Das Mädchen war überzeugt, diesen Aufsatz verhauen zu haben. Doch eine „Eins" ist wirklich ausgezeichnet. Irgendetwas muss an Reiki dran sein, so die Worte dieser glücklichen Mutter.

Wie wichtig die Gedanken schon mit dem ersten Reiki-Grad sind, zeigt folgende Erfahrung. Eine Verwandte von mir baute für ihren Sohn täglich eine Pyramide. Dieses tat sie frühmorgens unter Stress und Hektik. Da ihr Sohn immer sehr traurig von der Schule nach Hause kam, setzte sie ihn visuell als lachendes, fröhliches Kind in diese Pyramide. Die Botschaft lautete: > *Mein Sohn möge einen tollen Schultag mit viel Spaß haben* <. Dagegen ist ja eigentlich nichts einzuwenden. Nach zwei Wochen erfuhr sie dann auf einem Elternsprechtag, dass ihr Sohn die Schule nicht mehr ernst nahm. Er lachte die anderen Kinder aus und wurde somit zum Störenfried.

Im Gespräch mit ihr musste ich schmunzeln. Sie hatte ihren Sohn als Harlekin in die Pyramide gesetzt. Schule ist eine ernste Sache. Vor lauter Spaß konnte er sich nicht auf das Lernen konzentrieren.

Manchmal frage ich mich, wie funktioniert all dieses. Nutze auch du die universale Energie. Sie ist in Hülle und Fülle für alle vorhanden.

Arbeitsplatz

Wenn die schöne Reiki-Energie für die Schule positive Auswirkungen bringt, warum dann nicht auch für deinen Arbeitsplatz! Es sind deiner Fantasie keine Grenzen gesetzt. Baue, wie auf Seite 60 beschrieben, eine Pyramide. Dazu hülle deinen Arbeitsplatz mit deiner Person in goldenes Licht. Eine mögliche Botschaft könnte lauten: > *Reiki möge mir helfen, meine Arbeit ruhig und korrekt zu verrichten* <.

Alle Pyramiden halten nur für einen Tag beziehungsweise für eine bestimmte Situation. Das Schöne ist, es funktioniert schon mit dem ersten Reiki-Grad.

Eine Reiki-Praktizierende wählte folgende Wortwahl: > *Reiki möge mir helfen, dass ich heute schnell fertig werde und früh nach Hause komme* <. Mit ihrer Arbeit war sie sehr schnell fertig, jedoch traf sie keine Kunden an. Sie konnte all ihre Aufträge nicht erledigen; war von Haus zu Haus gefahren, ohne Erfolg. Es könnte an der Botschaft gelegen haben. Mit dem Senden von Reiki erhalten ganz bestimmte Worte und Gedanken positive Energie. Lag eventuell die visuelle Vorstellung darin, dass sie früh und schnell nach Hause wollte, so hatte das geklappt. Ihre Botschaft änderte sie, wie folgt: > *Reiki möge mir helfen, dass ich alle Kunden antreffe und meine Aufträge ordnungsgemäß erledige*<. Es funktionierte.

Party oder Discobesuch

Damit deine Party ein voller Erfolg für alle Beteiligten wird, nutze die Reiki-Energie. Auch hierfür kann eine Pyramide viel Freude bringen. Ob für die Disco oder eine Party, meine Kinder waren begeistert, wie angenehm diese Tage, an denen ich für sie eine Pyramide baute, verliefen. Dazu füllte ich die Pyramide mit folgender Botschaft: > *Name ... möge einen ganz tollen Discotag beziehungsweise eine tolle Disconacht erleben. Er möge nette Menschen treffen und viel Spaß haben. In seiner Gegenwart möge Frieden herrschen* <. Da die Gewaltbereitschaft bei vielen Jugendlichen sehr groß ist, sehe ich es als sehr wichtig an, Frieden mit meinen Gedanken zu versenden.

Es ist für mich immer wieder eine Freude, was die universale Energie für gute Taten vollbringt. Auch, wenn du zweifelst, ich und viele Gleichgesinnte bestätigen die gleichen oder ähnlichen Reiki-Erlebnisse. Es kann doch nicht immer ein Zufall sein! Stellte ich mir visuell lachende Gesichter vor und wünschte mir Lachen und Spaß, so erfüllte sich der Wunsch.

Natürlich ist es auch vorgekommen, dass Reiki-Freunde Schwierigkeiten bei der Vorstellung einer visuellen Pyramide hatten. Dann nutzten sie die Schutzblase für all diese genannten Begebenheiten und erzielten den gleichen Erfolg.

Wichtig ist, ob Pyramide oder Schutzblase, dass die Botschaft mit der Person oder dem Gegenstand visuell eingegrenzt wird.

Parkplatz

Einen Parkplatz mit Reiki reservieren, hört sich im ersten Moment lustig an. Probiere es, es funktioniert!

Dazu stelle ich mir mit meinem dritten Auge eine Spirale vor. Warum mir diese Spirale in den Sinn kam, wusste ich damals nicht. Zu diesem Zeitpunkt kannte ich kein einziges Reiki-Symbol. Ich besaß erst den ersten Reiki-Grad. Die Spirale schicke ich in die jeweilige Straße beziehungsweise zu dem Parkplatz, je nachdem, wo ich parken möchte. Ich bitte Reiki um einen Parkplatz und bedanke mich. Dieses praktiziere ich fast jeden Tag. Sollte nicht gleich eine Parklücke frei sein, brauche ich nur ein paar Sekunden zu warten. Es wird eine frei.

Viele Reiki-Praktizierende teilten mit mir die gleichen Erfahrungen. Manche konnten sich diese Spirale nicht vorstellen. Sie äußerten dann nur den Wunsch und es funktionierte auch. Gehe an deine Wünsche ganz gelassen heran, verwirre die göttliche Energie nicht. Möchte ich am Markt einen Parkplatz oder an der Post, vielleicht doch lieber in der Querstraße! So funktioniert es nicht! Die universale Energie weiß ja nicht wohin. Kurz und knapp, klipp und klar, das ist meine Devise und der Erfolg ist auch bei dir garantiert. > *Liebes Reiki, ich möchte bitte vor meinem Haus eine Parklücke, Danke!* < Fertig! Zweifel kann Reiki ebenfalls nicht gebrauchen. Das klappt bei mir sowieso nicht; nie bekomme ich einen Parkplatz; in meiner Straße ist immer alles zugeparkt. Diese Gedanken brauchst du nicht mehr; streiche sie.

Eine Reiki-Praktizierende nutzte oft einen Parkplatz der für 2 Stunden vorgesehen war. Zwar nahm sie sich vor, die Parkzeit einzuhalten, jedoch vergaß sie im Eifer ihrer Arbeit oft die Zeit. Früher gab es schon mal einen Strafzettel. Seit sie in Reiki eingeweiht wurde, meinen es sogar die Politessen gut mit ihr. Sie wünscht sich folgendes: > *Wenn ich die Parkzeit versehentlich überschreite, möge man mich mit einem Bußgeld verschonen*<. Das klappt bei ihr. So kam es vor, dass das Auto in der Parklücke neben ihr mit einem Strafzettel wegen Überschreitung der Parkzeit versehen war und ihr Auto hatte keinen, obwohl auch eine erhebliche Zeitüberschreitung vorlag.

Gedanken besitzen enorme Schöpferkraft. Je bewusster und positiver du jeden Tag lebst, umso schöner gestaltest du dein Leben. Ja, sogar der erfüllte Wunsch einer Parklücke wird dich in Freude versetzen.

Briefe

Reiki kannst du auch in Briefen mitschicken. Dazu hüllst du den Brief in goldenes Licht. So schickst du auch eine Portion Liebe mit. Es ist so einfach, auf diese Weise an gute Freunde oder Familienmitglieder zu denken und etwas Gutes zu versenden.

Dieses praktizierte ich ebenfalls bei den Bewerbungsunterlagen meines Sohnes. Auf alle versandten Briefe erhielt er sehr nette Antwortschreiben.

Filzstifte , Batterien

Auch Filzstifte kannst du in deiner Hand auffrischen. Allerdings dürfen diese nicht völlig ausgetrocknet sein. Ein bisschen Leben müsste schon noch in den Filzstiften stecken. Teste es, es funktioniert!

Selbst Batterien schafft Reiki wieder aufzuladen. Sogar Autobatterien bringst du wieder zum Starten, indem du deine Hände darüber hältst. Zwar brauchst du eventuell sowieso eine neue Autobatterie, aber zum Starten oder bis zur Werkstatt könnte es reichen. Leider kam ich noch nicht in dieses Vergnügen, Reiki an einer Autobatterie auszuprobieren. Aber die Batterien für unseren Fotoapparat brachte ich mit Reiki wieder in Schwung.

Alles wird von der universalen Energie durchdrungen, somit reagiert auch fast alles positiv auf Reiki.

Die Waschmaschine

Meine Waschmaschine war circa neun Jahre alt und machte sehr laute Geräusche. Finanziell war noch keine neue Waschmaschine geplant. Dann fiel mir auch noch vom Wasserbehälter meines Wäschetrockners der Verschluss in die Waschmaschine. Ein Fall für Reiki! Meine Hände lagen auf meiner Waschmaschine und in Gedanken wünschte ich mir, dass der Verschluss beim Öffnen auf der Trommel liegt. Zwei Tage später öffnete ich nach einem Waschgang meine Waschmaschine – es war kaum zu glauben! – auf der Trommel lag der Verschluss vom Wasserbehälter. Meine Freude war riesengroß. Ich bedankte mich bei der universalen Energie, betrachtete dieses dennoch als Zufall.

Zwar war ich als Anfänger auch etwas unsicher in Bezug auf Reiki mit technischen Geräten, aber das hielt mich von einem Test nicht ab. Was Menschen und Tieren gut tut, kann meiner Waschmaschine nicht schaden. Ich legte circa 5 Minuten meine Hände auf die Waschmaschine und sagte folgende Botschaft: > *Meine Waschmaschine möge in Ruhe und Harmonie laufen. Reiki möge meine Waschmaschine heilen* <. Meine Hände verspürten starkes Kribbeln. Unglaublich! Es funktionierte; die Geräusche waren danach deutlich angenehmer. In Abständen wiederholte ich diese Reiki-Behandlung.

Mein jüngster Sohn fragte, ob die Waschmaschine jemals so leise gelaufen sei. Das konnte ich bejahen; als sie neu war, machte sie beim Waschen keine so lauten Geräusche.

Mit diesen Reiki-Behandlungen zögerte ich den Kauf einer neuen Waschmaschine um zehn Monate hinaus.

Bei mir war es die Waschmaschine, andere Reiki-Freunde machten mit Reiki den Kühlschrank wieder funktionstüchtig oder brachten ihre Heizung wieder in Gang. Das geschah alles ohne Monteur, einfach nur durch Handauflegen und mit etwas Zeit und Geduld.

Schlüssel verklemmt

Eine Kollegin von mir bekam die Toilettentür nicht mehr aufgeschlossen. Bis eine andere Kollegin die Hilferufe vernahm, verging eine Weile, so dass die eingesperrte Kollegin in diesem engen Raum schon unruhig wurde. Den Schlüssel schob sie unter der Tür durch, wo inzwischen Kolleginnen ihr Glück versuchten. Der Schlüssel blieb verklemmt im Türschloss, ohne etwas in Gang zubringen.

Es gesellte sich ein Reiki-Praktizierender dazu. Seine Reiki-Hand nahm den Schlüssel und schloss die Tür mit Leichtigkeit auf. Freude und Erstaunen zu gleich. Für die Kolleginnen war es Zufall; jedoch wir Reiki-Freunde wissen, welche Kraft die universale Energie hat.

Nutze Reiki, wann immer es dir in den Sinn kommt. Dinge im alltäglichen Leben lassen sich liebevoll mit Reiki unterstützen.

Meine Hündin

Meine blonde Labrador-Hündin, mit dem Namen Tessa, hatte auch Gewichtsprobleme. In der Natur des Labradors liegt es, dass diese Rasse wie ein Staubsauger frisst. Gut, dass sie sich nicht selbst am Brotkorb bedienen kann! Unser Tierarzt machte uns darauf aufmerksam, dass ihr Gewicht hart an der Grenze sei. So kleine Hinweise, wie: „Eure Hündin ist ein bisschen zu dick! Eure Hündin hat ja schon Ringe beim Sitzen!", erhielten wir auch schon mal. Somit reduzierte ich das Futter auf circa 80 Gramm pro Tag. Andere Hunde bekommen die zwei- bis dreifache Menge. Die Leckerlis und den täglichen Kauknochen für die Zahnpflege möchte ich nicht unterschlagen. Seit ich mich mit Reiki und den Schwingungen unserer Wörter beziehungsweise Gedanken beschäftigte, erschien mir mein Hund als Testopfer super geeignet. Ab sofort sagte beziehungsweise dachte ich: < *Meine Tessa wird von Tag zu Tag schlanker* <. Auch meine Familienmitglieder bat ich um diese Gedanken. Es war kaum zu glauben, aber nach zwei Monaten der Erfolg. Sie wurde schlanker. Jetzt erhält sie das Doppelte an Futter pro Tag und hat nicht an Gewicht zugenommen.

Unsere Gedanken sind so wichtig. Wenn mir diese oder ähnliche Erlebnisse früher jemand erzählt hätte, wären meine Gedanken wohl wie folgt gewesen: „Das ist doch Blööödsinn!“. Und schon hätte ich negative Schwingungen weitergeleitet. Das war mir nie bewusst, dass unter anderem Wörter und Gedanken unser gesamtes Dasein mitbestimmen.

Ungebetene Gäste

Des Öfteren wurde das Grundstück eines Reiki-Praktizierenden von Katzen heimgesucht. Seit dem Tod seines Hundes beschmutzte eine Nachbarkatze ständig das Grundstück. Was versucht man nicht alles; ob Antikatzenspray oder Essig, alles erfolglos. Vom ersten Tag seiner Einweihung an nutzte er morgens und abends die Schutzblase. Diese füllte er mit folgender Botschaft: > *Alle ungebetenen Gäste mögen meinem Grundstück fernbleiben* <.

Schon nach einer Woche stellte sich der Erfolg ein. Die besagte Katze ging außen am Zaun entlang. Sie betrat das Grundstück nicht mehr und ging gezielt auf das Nachbargrundstück. So etwas kann doch nicht möglich sein, dachte er, es funktioniert.

Länger als einen Monat Tag für Tag morgens und abends baute er diese Schutzblase. Noch heute, nach fünf Monaten, hält dieser Schutz.

Meine Sichtweise

Immer ist es die Sicht der Dinge, wie etwas beurteilt, gesehen oder empfunden wird. Reiki ist eine wirkliche Bereicherung. Daher erscheint es mir sehr wichtig, viele Menschen mit der schönen Reiki-Kraft vertraut zu machen.

Auch, wenn der eine oder andere von uns seine Erlebnisse manchmal für „Zufall" hält. Diese Zufälle bringen Freude und machen glücklich; das ist entscheidend. Ob das nun als authentisches Reiki oder intuitives Reiki bezeichnet wird, ist völlig gleich; das Ergebnis zählt. In einigen Büchern las ich, dass die Gedankenkraft, wenn Reiki genutzt wird, den späteren Effekt beeinflusst. Das soll dann kein reines Reiki sein. Wer kann sich da so sicher sein???

Wenn du in die Reiki-Kraft nach Dr. Mikao Usui eine liebevolle Einweihung erhalten hast, ist es Reiki. Intuitiv wirst du alles richtig machen.

So, wie wir uns im täglichen Leben weiterentwickeln, entwickelt sich auch Reiki ständig weiter. Daher halte ich das Experimentieren mit Reiki für sehr wichtig.

Der zweite Reiki-Grad

Der zweite Reiki-Grad bedeutet tieferes Wissen auf allen Ebenen. Der Energiefluss wird verstärkt und die Heilungsfähigkeit sehr erweitert.

Lasse deine innere Stimme entscheiden, wann die Zeit für den zweiten Reiki-Grad reif ist.

Durch den zweiten Reiki-Grad eröffnen sich für dich ungeahnte Möglichkeiten und du besitzt ein unglaubliches Werkzeug, dessen Verantwortung du dir bewusst sein solltest.

Du erhälst drei heilige Symbole, die der Schlüssel für den Umgang mit der Fern- und Geistheilung sind. Damit erweitern sich deine Anwendungsmöglichkeiten wesentlich. Du wirst in der Lage sein, die universale Energie jenseits von Raum und Zeit zu senden. Eine Fernheilung vorzunehmen, obwohl der Reiki-Empfangende nicht anwesend ist, mag unsere Vorstellungskraft übersteigen und doch ist die Wirkung ebenso erfolgreich.

Mit den Techniken des zweiten Reiki-Grades ist es dir möglich, Harmonie, Liebe und Frieden in Krisengebiete, Naturkatastrophen, für die Politik und sogar an Verstorbene auszustrahlen. Der Kreativität und dem Erfindungsreichtum sind keine Grenzen gesetzt. Alles, was du im ersten Reiki-Grad mit der Pyramide und Schutzblase mit positiver Energie füllen konntest, lässt sich mit dem zweiten Reiki-Grad intensiver und effektiver erreichen.

Auch mit dem zweiten Reiki-Grad lässt sich das Ergebnis deiner Reiki-Anwendung nicht vorhersagen. Zwar besitzt deine Gedankenkraft jetzt eine noch größere Macht, jedoch entscheidet Reiki die Wirkung. Vertraue darauf!

Die Wirkungsdauer von Reiki hängt auch hier von dem jeweiligen Verbrauch ab. Je mehr universale Energie du für eine bestimmte Situation benötigst, umso schneller ist die von dir geschaffene Reiki-Reserve verbraucht.

Ich persönlich war schon vom ersten Reiki-Grad überwältigt. Aber das Arbeiten mit den kosmischen Symbolen begeisterte mich so sehr, dass ich mich fast jede freie Minute diesem Thema widmete. Manchmal sah ich mich wirklich als Zauberlehrling. Es handelt sich aber nicht um Zauberei; sondern durch das richtige Zeichnen der Symbole und das dazugehörige Mantra wird die Energie aktiviert und ausgestrahlt.

Ein „MANTRA“ sind Wortsilben, die durch die wiederholte Aussprache klangvolle Schwingungen erzeugen. Das Mantra sollte daher mindestens dreimal ausgesprochen beziehungsweise gedacht werden. Zur Intensivierung wiederhole auch eine mögliche Botschaft dreimal.

Auf welche Weise du die Symbole zeichnest, ob mit der Hand oder mit deinem dritten Auge, bleibt dir überlassen. Wichtig ist, dass die Striche in der richtigen Reihenfolge das jeweilige Symbol ergeben.

Zur besseren Verständigung entschied ich mich, die drei Symbole in meinen Ausführungen mit dem Namen zu nennen. Wie das jeweilige Mantra ausgesprochen wird und auf das dazugehörige Schriftbild des Symbols möchte ich hier verzichten.

Das Fern-Reiki-Symbol

Bei dem Fern-Reiki-Symbol „*Hon Sha Ze Sho Nen*“ handelt es sich um die Kraft des Geistes, die die Energie jenseits von Zeit und Raum fließen lassen kann. Du stellst damit eine Leitung zwischen dir und dem Reiki-Empfänger her, egal wo dieser sich befindet. Dazu nenne bitte Reiki den Namen mit Geburtsdatum und Anschrift der behandlungsbedürftigen Person. Während eines Seminars bat mich eine Kollegin um Hilfe, ihre Kopfschmerzen zu heilen. Mit Fern-Reiki wollte ich den Kontakt zu meiner Kollegin mit ihrem Namen herstellen. Obwohl wir im selben Raum saßen, funktionierte die Fernbehandlung erst, als ich das Geburtsdatum mit einbaute. Da wurde mir bewusst, sicher gibt es noch eine Person in diesem Gebäude mit dem gleichen Namen.

Zur Unterstützung einer Fern-Reiki-Behandlung kann ein Bild des Reiki-Empfangenden sehr hilfreich sein, oder du legst dir eine Karteikarte mit allen erforderlichen Daten gut sichtbar für deine Behandlung bereit. Eine kontaktlose Behandlung erfordert Konzentration und Vorstellungsvermögen. Da bietet dir ein gut geeignetes Hilfsmittel, wie zum Beispiel ein Plüschtier oder eine Puppe, eine sehr gute Ersatzmöglichkeit. Auf dem erwähnten Seminar nahm ich ein Taschentuch zur Hilfe. Auch hier: lass deiner Fantasie freien Lauf.

Das jeweilige Hilfsmittel symbolisiert die behandlungsbedürftige Person und erhält vor Beginn der Fernbehandlung den Namen. Mit Fern-Reiki gelingt es dir, Licht und Liebe in die Vergangenheit, Gegenwart und Zukunft zu senden.

Die Anwendung des Fern-Reiki-Symbol´s kannst du auch für dich selbst nutzen. Körperteile, die du nur schwer oder gar nicht mit deinen Händen erreichen kannst, lassen sich mit Fern-Reiki behandeln. Insbesondere ist die Technik der Fernbehandlung für den Rücken oder auch den Füßen eine sinnvolle Hilfe.

Bitte bedenke, dass Fern-Reiki nicht einfach ohne Zustimmung verschickt werden sollte. Auch, wenn es dir für die alte, kranke Nachbarin sehr nützlich erscheint. Sicherlich möchtest du auch nicht, dass jemand in dein Privatleben eindringt. Das heißt nicht, dass Reiki nicht wirkt ohne eine Erlaubnis des Betreffenden. Es wirkt immer vollkommen und ungefährlich.

Kann jemand aus irgendeinem Grund nicht um Reiki bitten, nimm mental Kontakt zu seinem Höheren Selbst auf und bitte um Erlaubnis.

Hier möchte ich dich noch einmal daran erinnern, nicht jeder möchte seine Gesundheit wiedererlangen. Menschen, die nicht offen sind und sich mit allen Mitteln, ob bewusst oder unbewusst, gegen diese schönen Energien wehren, werden sie nicht empfangen können.

Das Mentalheilungs-Symbol

Das Mentalheilungs-Symbol *„Sei He Ki"* auch Emotional-Symbol genannt, übt auf der emotionalen, psychischen und geistigen Ebene Einfluss aus. Mit diesem Symbol leitest du Reiki auf eine unbewusste, tiefere Ebene. Hier wirkt die universale Energie heilsam, ganzheitlich und harmonisierend.

Sicher besitzt auch du Denk- und Verhaltensmuster, die du nicht haben möchtest und doch ist es nicht möglich, sich von ihnen zu trennen. Eigentlich wolltest du nett und höflich zu deiner Kollegin sein; das hast du dir fest vorgenommen. Doch in der Vergangenheit hat sie sich schon oft im Ton vergriffen, du hast geschluckt und gelitten. Du hast gelernt, dich um alle anderen in deiner Familie zu kümmern, dabei hast du dich völlig vergessen. Jeden Tag gehst du zu einer Arbeit, die dich unzufrieden macht. All diese und andere Dinge unterdrücken dein eigentliches „Ich". Je mehr du diesen Denk- und Verhaltensmustern Beachtung schenkst, umso mehr stärkst du sie und füllst sie mit Energie. Das Mentalheilungs-Symbol hilft, die im Unterbewusstsein geprägten Denk- und Verhaltensmuster zu erkennen und gegebenenfalls zu ändern oder aufzulösen. Auch ohne Worte eingesetzt, wirkt es immer zum Wohle des Ganzen. So kommst du mehr und mehr zu deiner wahren Natur zurück. Du gewinnst wieder Freude und Handlungen formen dein Leben, die dir Spaß bereiten.

Gezielt kannst du dieses Symbol zur Auflösung von Blockaden nutzen. Hierbei verlasse dich bei einer Behandlung auf dein Gespür, über welche Positionen du das Symbol zeichnest. Zur Behandlung einer anwesenden Person benötigst du nicht das Fern-Reiki-Symbol. Es sei denn, du möchtest eventuell Vergangenheitsgeschehnisse harmonisieren. Jede Behandlung ist immer dann am erfolgreichsten, wenn die Ursachen der zurückliegenden Konflikte aufgelöst werden. Erst werden die Seele und der Geist krank, dann zeigen sich die körperlichen Symptome.

Das Mentalheilungs-Symbol stellt eine direkte Verbindung zu deinem „Höheren Selbst“ her. Daher kann es auch bei Stress und Suchtverhalten, wie zum Beispiel bei Esssucht, Tablettensucht, Nikotinsucht oder Alkoholsucht, sehr gute Heilungserfolge erzielen. Auch Probleme, die auf einer zwischenmenschlichen Basis beruhen, können behoben werden.

Um das Erinnerungsvermögen und die Auffassungsgabe zu fördern, nutze ebenfalls dieses Symbol. Dazu zeichne es bei der behandlungsbedürftigen Person an die Kopfposition-Schläfen oder über die Kopfposition-Schädeldecke.

Sei He Ki bringt das Gleichgewicht aller Lebewesen wieder in Harmonie und Frieden. Jeder Mensch und jede Familie soll liebevoll und vollkommen sein, wie der Schöpfer es gewollt hat. Nur glückliche Menschen behandeln auch andere Menschen, Tiere und die Natur freundlich.

Im Zusammenhang mit den anderen Symbolen bietet dir das Mentalheilungs-Symbol viele flexible Anwendungsmöglichkeiten.

Das Kraft-Symbol

Bei dem Kraft-Symbol *„Cho Ku Rei"* handelt es sich, wie der Name schon sagt, um eine sehr starke Kraft. Sie wird auch kosmische Energie-Spirale genannt.

Zu deinen bisherigen Reiki-Anwendungen dient dir dieses Symbol auch als Energieverstärker. Wenn du das Gefühl verspürst, es fließe zuwenig universale Energie, nutze *Cho Ku Rei* und spürbar wird sich der Energiefluss intensivieren. Das Gleiche gilt auch, wenn das heilende Licht an manchen Positionen einer Behandlung aufgesaugt wird wie ein Schwamm und den Körper nicht erreicht. Hier zeichnest du das Kraft-Symbol in die Aura hinein und lässt die schöne Lebensenergie ein paar Zentimeter über den Körper durch deine Hände fließen. Damit versiegelst du das Kraftfeld und die Energie erreicht jetzt beim Fortführen der Behandlung den Reiki-Empfänger. Zum Abschluss hülle ich den Behandlungsbedürftigen in goldenes Licht.

Du wirst in meinen Ausführungen feststellen, dass ich *Cho Ku Rei* zum Abschluss einer Behandlung beziehungsweise Begebenheit nutze. Es gibt mir das Gefühl, die schöne Energie kann nicht sozusagen weglaufen. Sie bleibt, bis sie verbraucht ist, in oder an der installierten Stelle.

Desweiteren lässt sich das Kraft-Symbol auch als Schutz vor Negativität auf allen Ebenen unseres Daseins anwenden. So bietet es dir zum einen Schutz und gibt dir zum anderen Kraft, wenn du *Cho Ku Rei* ganz groß vor dir malst und mehrere Male hindurchtrittst. Diese kosmische Spirale tankt dich sozusagen wieder auf, wenn du dich müde und ausgelaugt fühlst. Zum Beispiel zur Weihnachtszeit ist es eine optimale Unterstützung, bevor du deinen Einkaufsbummel durchführst.

Du kannst auch das Kraft-Symbol zeichnen und beim Fließen umwickelst du dein Auto mit dieser kosmischen Spirale.

Dabei bittest du um den göttlichen Schutz und Frieden. Alles, was dir lieb ist: Deine Familie, deine Haustiere, dein Grundstück, deine Brieftasche und so weiter lässt sich mit dem Kraft-Symbol schützen. Was auch immer du unter den göttlichen Schutz stellen möchtest, mit dem Kraft-Symbol erhöhen sich die positiven Schwingungen und wehren somit das Negative ab. Eventuell könnte deine Lichtenergie so stark sein, dass sie es schafft, ein negatives Energiefeld in schöne angenehme Schwingungen zu versetzen.

Hilfreich ist diese kosmische Spirale auch beim Autofahren im Dunkeln oder bei Regen. Dazu stelle dir vor deinem geistigen Auge das Kraft-Symbol vor und fahre in eine verlängerte unendliche Spirale aus Licht. Du fühlst dich an deinem Ziel entspannter und ausgeglichener.

Das Kraft-Symbol über deine Nahrungsmittel gezeichnet, energetisiert und befreit diese von negativen Energien.

Auch Räume lassen sich von negativen Energien mit *Cho Ku Rei* befreien. Vor jeder Wand, der Decke und dem Fußboden malst du ganz groß mit deiner eingeweihten Hand das Symbol. Lasse die Energie, je nach Gefühl, eine Weile fließen und hülle den Raum in goldenes Licht.

Einen Raum für dich in eine angenehme Temperatur zu verwandeln, gelingt mit dem Kraft-Symbol ebenfalls. Dazu zeichnest du *Cho Ku Rei* mit deiner eingeweihten Hand und lässt die Energie in den jeweiligen Raum fließen. Möchtest du es für dich etwas wärmer empfinden, so gebe der göttlichen Energie eventuell diese Botschaft: > *Liebes Reiki, bitte erwärme für mich diesen Raum* <. Die Temperatur erhöht sich an deinem Thermometer nicht und trotzdem empfindest du wohlige Wärme. Wenn du in einem Raum eine Abkühlung brauchst, wird *Cho Ku Rei* ebenfalls behilflich sein.

Negative Gedanken sind unsichtbar und doch sind sie in Form von Schwingungen vorhanden. Benutzt du öffentliche

Verkehrsmittel, so male im Geiste *Cho Ku Rei* über den von dir gewählten Platz; das Gleiche gilt für alle Orte, die dir wichtig erscheinen. Die ausgesandten negativen Gedanken verweilen noch über dem Sitzplatz, obwohl die Person ihn bereits verlassen hat. So wurde festgestellt, dass die nachfolgende Person die gleichen Verhaltensmuster aufwies. Eine Restaurantbesitzerin erlebte, wie ein Gast ein Menü kritisierte und es beanstandete. Der nachfolgende Gast auf diesem Stuhl bestellte ein anderes Menü und nörgelte wie der Erste.

In gefährlichen Situationen male lebensgroß im Geiste *Cho Ku Rei* vor deinem Körper, so zu sagen als unsichtbares Schutzschild.

Die Kommunikation und Menschlichkeit von Gesprächspartnern wird ehrlicher, aufrichtiger und harmonischer, wenn du die kosmische Spirale nutzt, um die Herzchakren miteinander zu verbinden.

Den gleichen Effekt erzielst du, indem du *Cho Ku Rei* von deinem Dritten Auge (Stirnchakra) zu den Augen deines Gegenübers fließen lässt. Augen sagen mehr als Worte; sie sind die Fenster der Seele.

Viele weitere Anwendungsmöglichkeiten bietet dir die Kombination der kosmischen Symbole.

Weitere Anwendungsmöglichkeiten der heiligen Symbole

Um die heiligen Symbole in ihrer Vielfalt der Anwendungsmöglichkeiten voll auszuschöpfen, benötigt jeder von uns wohl mehr Zeit, als wir es erahnen. Nehme dir die vorhandene Zeit und die Lichtenergie schenkt dir Harmonie, Freude, Gesundheit, Glück, Frieden, Ganzheitlichkeit und vieles mehr.

Wie du im letzten Abschnitt gelesen hast, kannst du *Cho Ku Rei* zur Reinigung von Räumen nutzen. Um nicht nur Schutz, sondern die Atmosphäre zu verbessern, male erst *Sei He Ki* und anschließend *Cho Ku Rei* an die Wände, den Fußboden und die Decke mit deiner eingeweihten Hand. Sollte die Renovierung deiner Wohnung anstehen, male, bevor du die Tapeten erneuerst, mit Kreide ganz groß die beiden Symbole auf die Wände, den Fußboden und die Decke. So entfalten die Energien ihre Wirkung stets und ständig.

Als Schutzschild zwischen dir und zum Beispiel dem Fernseher, bieten dir *Sei He Ki und Cho Ku Rei* Schutz, solange der Fernseher eingeschaltet ist.

Vielfältig verwendbar ist ein Zettel mit den Symbolen *Sei He Ki* und *Cho Ku Rei*. Um die Symbole vor Nichteingeweihten geheim zuhalten, beklebe den Zettel von beiden Seiten mit einer Folie oder Papier.

Diesen Zettel lege zum Schutz gegen Elektrosmog unter deinen Computer, deine Tastatur, deinen Fernseher, deiner Mikrowelle und wo immer du schädliche Strahlen vermutest.

Zum Schutz vor Wasseradern lege einen großen Zettel mit den drei heiligen Symbolen unter dein Bett. Dieser Zettel wirkt sich auch oft sehr positiv auf einen ruhigen Schlaf aus. Auch die Schlafplätze meiner Haustiere sind mit diversen Symbol-Zetteln versehen.

Gehören zum Beispiel Gesetzestexte zu deinem Lesematerial, so lege dir auf die Innenseiten des Buches ebenfalls einen mit den Symbolen *Sei He Ki* und *Cho Ku Rei* bemalten Zettel. Das Erfassen von schwierigen Texten gelingt dir dann besser. Auch Vokabeln und Gedichte lernen sich mit diesen schönen Symbol-Zetteln leichter.

Die Parkplatzreservierung lerntest du schon mit dem ersten Reiki-Grad für dich kennen. Da handelte es sich eher um eine Wunschbestellung, die prima bei mir und vielen Reiki-Freunden funktionierte. Mit dem Fern-Reiki-Symbol, gefolgt von dem Kraft-Symbol, ist es möglich, sich die lästige Parkplatzsuche eventuell in einer unbekannten Stadt zu ersparen. Sende die Energie, bevor du deine Fahrt antrittst. Das Gleiche funktioniert auch gut nur mit dem Kraft-Symbol. Unbewusst nutzte ich diese Spirale bereits mit dem ersten Reiki-Grad. Erinnerst du dich?

Auf jedes Thema ist es möglich, die Energie mit den drei heiligen Symbolen auszurichten. Das könnten die Eifersucht, die Flugangst, die Schüchternheit, das Bettnässen, das Schnarchen oder das Rauchen unter anderem sein.

Es gab eine Zeit, da flatterten die Strafzettel in unser Haus, als ob wir sie bestellt hätten. So schickte ich Fern-Reiki mit der Bitte, dass alle Familienmitglieder ordnungsgemäß fahren und von Verkehrsblitzern verschont bleiben. Das klappte; keine Strafzettel bisher mehr! Wenn dann doch wieder ein Strafzettel in unserem Briefkasten landet, weiß ich, dass die Energie für diese Situation verbraucht ist. In gewissen Abständen könnte auch hier vorbeugend ein Senden von Fern-Reiki von Vorteil sein.

Häufig bringen auch Sexualprobleme mehr und mehr für viele Männer und Frauen Unzufriedenheit. Ob Impotenz, Lustlosigkeit oder Orgasmusprobleme, jede Sexualstörung hat Ursachen. Bei dem einen ist es der Erwartungsdruck und bei dem anderen liegen die Gründe eventuell in der Kindheit. Sexualität ist eine Quelle von Lebenskraft, Freude und Glück. Diese körperliche Nähe gehört zu jeder harmonischen Beziehung und es erhöht sogar die Lebenserwartung, was einige Studien belegen. Also, was hält dich davon ab, Fern-Reiki in deine Liebesnacht fließen zu lassen. In Begleitung mit *Sei He Ki* und *Cho Ku Rei* bringt es sicherlich auch in deine Beziehung frischen Wind.

Möchtest du für den Weltfrieden oder für Naturkatastrophen Energie senden, so ist dieses möglich, während du zum Beispiel einen Beitrag in den Medien verfolgst. Dazu zeichne über oder vor deinem Fernseher die drei heiligen Symbole und sende die universale Energie. Wenn viele Menschen etwas für den Frieden tun, sei es mit Meditation, positiven Gedanken oder mit Gebeten, kann auch hier viel erreicht werden.

Unsere Straßen sind mit vielen negativen Energien belastet. Auch hier kann das Senden von Harmonie und Frieden unterstützend für alle Autofahrer sein. Dazu legst du die Fern-Reiki-Leitung, gefolgt von *Sei He Ki* und *Cho Ku Rei*.

Mit den drei heiligen Symbolen besteht auch die Möglichkeit, deine Arzttermine, Prüfungen, Vorstellungsgespräche, Schultage und vieles mehr zu harmonisieren.

Probiere es aus; du wirst begeistert sein! Das ist aber noch nicht alles, die Reiki-Erlebnisse auf den folgenden Seiten geben dir sicher noch einige Anregungen.

Licht für die Vergangenheit

Raum und Zeit mit Fern-Reiki zu überwinden, ist etwas Faszinierendes. Egal, ob der Reiki-Empfangende sich im gleichen Haus oder in einem fremden Land befindet, die Energieübermittlung funktioniert. Mit Fern-Reiki ist es dir möglich negative Erlebnisse, Schicksalsschläge und Träume aus der Vergangenheit langsam aufzuarbeiten.

Im Januar 2002 lernte ich die metamorphische Methode in einem eintägigen Seminar für mich kennen. Die metamorphische Methode ist eine Erweiterung der Reflexzonentherapie, aber eine eigene Lehre. Mit dieser Methode lässt sich die vorgeburtliche Zeit aufarbeiten. In erster Linie werden die Füße je 30 Minuten sanft massiert. Die Hände und der Kopf werden anschließend in der gleichen Weise für circa 5 Minuten massiert. Knapp mit der Massage meines linken Fußes begonnen, bekam ich einen Schwindelanfall. Na, das könnte ja noch heiter werden, dachte ich. Schnell die Reiki-Hände an den Hinterkopf und tatsächlich, mir ging es wieder gut. Die erschreckende Stelle an meinem Fuß war der Tag meiner Empfängnis. Meine Eltern wünschten sich sehnlichst ein Baby. Nur ließ die Erfüllung des Wunsches auf sich warten. Dieses könnte eventuell bei mir eine Blockade in Form von Schwindel ausgelöst haben. Mit der metamorphischen Methode besteht die Möglichkeit, durch Massagen vorgeburtliche Blockaden aufzulösen.

Eine weitere Möglichkeit ist mein geliebtes Fern-Reiki. Dieses nutzte ich, um so meine Vergangenheit aufzuarbeiten. In diesem Fall stellte ich mit dem Fern-Reiki-Symbol Kontakt zu dem Tag meiner Empfängnis her. Mit *Sei He Ki* sandte ich diese Botschaft: > *Harmonie und Liebe mögen meine Eltern umgeben. Alle Blockaden mögen sich lösen* <. Nach circa 10 Minuten versiegelte ich die Energie mit *Cho Ku Rei.* Ob ich meine Schwindelanfälle für immer besiegte, wird die Zukunft zeigen. Eines weiß ich mit Bestimmtheit: Von meinen Eltern wurde mir eine schöne Kindheit geschenkt, dafür möchte ich ihnen auf diesem Weg danken.

Da dies nicht immer so ist, bat mich eine Reiki-Praktizierende um Rat. Reiki brachte, trotz täglicher Behandlung auf körperlicher und psychischer Ebene, für sie nicht den erwünschten Erfolg. Viele Schubladen aus der Vergangenheit belasteten die Seele und den Körper dieser jungen Frau. Ein ganzes Kinderleben kann Reiki nicht in drei Monaten aufarbeiten. Alles braucht seine Zeit, habe Geduld! In diesem Fall empfiehlt es sich, vom Tag der Empfängnis, die Schwangerschaft, die Geburt und alle Lebensjahre in schönes, goldenes Licht zu hüllen. Nutze dazu die drei heiligen Symbole und sende die schöne Lichtenergie, bis du Freude, Glück und Frieden empfindest. Sollten bittere Erlebnisse sichtbar beziehungsweise aus dem Unterbewusstsein spürbar werden, wäre es ratsam, gezielt die Blockaden zu lösen.

Licht für die Gegenwart

Mit Fern-Reiki besteht die Möglichkeit eine kontaktlose, zeitgleiche Behandlung zu vollziehen.

Ein Teddybär symbolisiert für mich, die zu behandelnde Person. Vor Beginn der Fernbehandlung gebe ich dem Teddybär den Namen der betreffenden Person. Eine Karteikarte mit Name, Anschrift und Geburtsdatum, sowie ein Bild, wenn vorhanden, lege ich mir gut sichtbar bereit. Dieses ist für mich sehr hilfreich, wenn meine Gedanken abschweifen. Es muss aber nicht ein Teddybär sein. Eine Puppe, ein Kissen oder, wenn dir die bloße Vorstellungskraft ohne Hilfsmittel angenehmer ist; entscheide es für dich selbst!

Bevor ich eine Reiki-Behandlung beginne, bitte ich Meister Usui und allen Göttern um Hilfe und Beistand, dass ich ein liebevoller, reiner Energiekanal für den Reiki-Empfangenden sein möchte. Vor einer Fern-Reiki-Behandlung bitte ich zusätzlich um eine sehr gute Konzentration. Fern-Reiki fordert ein hohes Maß an Konzentration und Verantwortung.

Das Fesselnde bei Fernbehandlungen ist für mich, wie intensiv ich energieschwache Körperstellen und Organe spüre. Bei meiner ersten Ganzkörperfernbehandlung spürte ich plötzlich heftig ein Herz pochen. Zuerst dachte ich, Mensch Jutta, bist du so aufgeregt!? Ich merkte aber sofort, das war nicht mein Herz; mein Herz schlug ganz ruhig.

Im anschließenden Telefonat bestätigte die Reiki-Empfangende, eine Kollegin von mir, das Herzrasen. Noch heute bin ich beeindruckt, wie meditativ sich so eine Fern-Reiki-Behandlung auswirken kann.

Licht für die Zukunft

Eine Fern-Reiki-Behandlung lässt sich auch so installieren, dass die Energie den Empfänger für die Zukunft erreicht. Das bedeutet, deine Absprache eine Fernbehandlung um 20:00 Uhr für eine Stunde vorzunehmen, passt dir doch nicht so recht. So ist es möglich, die Behandlung bereits um 18:00 Uhr durchzuführen, aber der Empfänger erhält und spürt die Behandlung erst ab 20:00 Uhr.

Nachdem ich die Fern-Reiki-Leitung gezeichnet und das Mantra dreimal gesprochen habe, sage beziehungsweise denke ich: > *Liebes Reiki, fließe bitte heute ab 20:00 Uhr zu Gudrun M ... geb. am ... nach Wismar* <. Achte bitte auf die Zeit, die du angibst. Es ist schon vorgekommen, dass 08:00 Uhr statt 20:00 Uhr gesagt wurde. Aus Vorsicht, dass Reiki auch zur richtigen Zeit ankommt, sagte ich als Fern-Reiki-Neuling: *„ab 20:00 Uhr Sommerzeit"*. Es ist kurios, aber Reiki unterscheidet sogar, ob Sommerzeit oder nicht. Schaden kann es ja nicht, dachte ich damals, aber notwendig ist es nicht.

Reiki begeistert mich immer wieder.

Reiki-Dusche und ihre Anwendungen

Lieber Reiki-Freund und liebe Reiki-Freundin, jetzt möchte ich euch mit einer Reiki-Dusche vertraut machen. Wie der Name schon sagt, gibt es hier einen wahren Husch, aber nicht Wasser, sondern Energie. Reiki-Duschen installiere ich überall, wo es mir für meine Familienmitglieder und für mich notwendig erscheint.

Reiki-Duschen besitzen eine Langzeitwirkung für wiederkehrende Begebenheiten. Situationen, wie zum Beispiel deine Autofahrt ins Büro oder der Schulbesuch deiner Kinder sind Ereignisse, die sich täglich wiederholen. Statt Tag für Tag Reiki zu schicken, installierst du an dem Ort, wo sich die jeweilige Person immer wieder aufhält, eine Reiki-Dusche. Das könnte an der Lampe über einer Schulbank, über deinem Fahrersitz im Auto oder an der Mütze deines Kindes sein. Auch Orte, die du durchschreitest, wie eine Tür oder eine Promenade, eignen sich für Reiki-Duschen.

Das Wundervolle ist, näherst du dich dem Ort, an dem die Reiki-Dusche installiert ist, kommt die heilsame Energie ganz von alleine zur Wirkung. Reiki besitzt eine unglaubliche Intelligenz. Die Wirkungsdauer der Reiki-Dusche richtet sich nach dem jeweiligen Verbrauch dieser schönen Energie; das kann eine Woche oder auch ein Monat sein. Reiki-Duschen können sehr hilfreich sein.

Die Abgrenzung unseres Grundstückes versahen mein Mann und ich mit einer Feldsteinmauer. Nicht nur schwer waren die Steine, es war auch eine Puzzlearbeit, die richtigen Steine aufeinander zu setzen. Weder mein Mann noch ich waren mit dieser ungewohnten Tätigkeit vertraut. Um nicht so ausgelaugt zu werden, baute ich zwischen dem Pfeiler vom Nachbarn und einer Straßenlaterne Reiki-Duschen. Eine

Reiki-Dusche installierte ich für meinen Ehemann und eine weitere für mich.

Die Verfahrensweise einer Reiki-Dusche ist immer gleich. Dabei halte ich beide Hände seitlich vor meinem Körper mit den Handflächen nach oben. Mit dem Fern-Reiki-Symbol, das ich mit meinem dritten Auge zeichne, lege ich die Leitung, wo und für wen ich die Reiki-Dusche installieren möchte. Anschließend nutze ich grundsätzlich das Symbol *Sei He Ki* für meine Botschaften. Für unseren kleinen Mauerbau nutzte ich folgende Botschaft: < *Reiki möge mir Kraft und viel Energie geben, dass ich schnell die richtigen Steine zum Verarbeiten nehme* <. Nachdem ich die Botschaft dreimal der universalen Energie mitteilte, ließ ich visuell goldenes Licht, in diesem Fall zwischen dem Pfeiler und der Laterne, fließen. Die Reiki-Energie versiegelte ich mit *Cho Ku Rei.* So eine Steinmauer ist natürlich nicht an einem Nachmittag getan. Wir brauchten schon einige Tage, aber es fiel uns beiden leicht; kein Stress. Die Praxis zeigte mir, dass dieser Ablauf zum Installieren einer Reiki-Dusche immer den gewünschten Erfolg bringt.

Es macht mir viel Spaß mit Reiki-Duschen zu arbeiten.

Reiki-Dusche im Auto

Jede Woche installiere ich für den Innenraum der Autos meiner Kinder, meines Ehemannes und für mich Reiki-Duschen. Die Wirkung hält je nachdem, wie stressig es auf den Strassen zugeht, zum Beispiel für mich circa eine Woche.

Die Reiki-Dusche installiere ich für jedes Auto mit der Person beziehungsweise für alle Insassen.

Ich stelle mit Hilfe von Fern-Reiki Kontakt zu dem jeweiligen Auto her: > *Liebes Reiki, fließe zum Ford Escort von Alexander, meinem Sohn, und baue für Alexander eine Reiki-Dusche in die-*

ses Auto <. Gefolgt von *Sei He Ki* lautet meine Botschaft jetzt: > *Alexander möge ruhig, gelassen und sicher dieses Auto fahren. Eine gute Atmosphäre möge ihn begleiten* <. Vor meinem geistigen Auge hülle ich den Innenraum in goldenes Licht. Anschließend versiegele ich die Energieübertragung mit *Cho Ku Rei.*

Alle meine Familienmitglieder, ich selbstverständlich auch, fahren viel ruhiger; keine Hektik, kein Stress. Ein Freund meines Sohnes sagte einmal zu ihm: „Du schläfst ja bald ein beim Fahren". Das ist natürlich nicht wörtlich zu nehmen. Mein ältester Sohn berichtet selber, dass er viel ausgeglichener beim Autofahren sei. Er hat auch nicht mehr den Zwang unbedingt überholen zu müssen. Diese Aussage trafen schon viele Reiki-Praktizierende.

Reiki-Dusche für meinen Arbeitsplatz

Für meinen Arbeitsplatz installiere ich auch ständig Reiki-Duschen. Diese sind sehr hilfreich. Da der Ablauf meiner Reiki-Duschen immer gleich ist, möchte ich an dieser Stelle auf meine vorangegangenen Ausführungen verweisen.

Was für mich lehrreich war, möchte ich auch dir mitteilen. In meiner ersten Reiki- Dusche baute ich folgende Botschaft ein: >*Ich möge ruhig und gelassen meine Arbeit verrichten* <. Ja, ich war sehr ruhig, aber auch langsam. Ich schaffte meine Arbeit nicht mehr. Für meine Gesundheit war dieser Arbeitsrhythmus sicher richtig. Eigentlich wollte ich ja nicht so hektisch sein, aber dann das. Jetzt formuliere ich meine Botschaft so: > *Ich möge meine Arbeit mit innerlicher Ruhe richtig und schnell erledigen* <. Das klappt bei mir super.

Wer kennt das nicht, vor jedem Urlaub kommt Hektik auf. Dieses sollte erledigt, jenes sollte geschrieben werden. Seit ich Fern-Reiki praktiziere, gebe ich vor meinem Urlaub sogar die

Uhrzeit, wann ich alles erledigt haben möchte, mit in die Reiki-Dusche ein. Das Tolle ist, es funktioniert! Meine Botschaft lautet dann beispielsweise: > *Liebes Reiki, hilf mir, dass ich meine Arbeit bis Donnerstag 13:00 Uhr richtig und in Harmonie erledige* <. Wie du sicherlich schon festgestellt hast, versteht uns die universale Energie. Nie hätte ich für möglich gehalten, dass ich mein Leben mit Reiki so positiv gestalten kann.

Erlebnisse mit dem zweiten Reiki-Grad

Der bellende Hund

Gerade wurde ich in den zweiten Reiki-Grad eingeweiht, begannen wieder meine Testversuche. Es ist faszinierend, was der zweite Reiki-Grad für Möglichkeiten bietet.

Die Familie einer Bekannten war schon sehr genervt von dem Hund des Nachbarn. Dieser bellte Tag ein, Tag aus und dieses schon seit circa zehn Jahren. Gleich am ersten Tag nach meiner Einweihung in den zweiten Reiki-Grad besuchte ich meine Bekannte. Natürlich bellte der Hund wie immer sehr aggressiv. Damals, sagte ich mir, ein bisschen Reiki kann auch dem Hund gut tun und ich stimmte mich in die universale Energie ein. Mit Hilfe des Fern-Reiki-Symbol´s nahm ich Kontakt zu dem Hund vom Nachbarn auf. Als ich die Energie in meiner Hand spürte, verwendete ich zusätzlich *Sei He Ki*, das Symbol zur Harmonisierung und Auflösung von Blockaden. So schickte ich Harmonie, Ruhe und Ausgeglichenheit zu diesem Hund. Das war ja auch gut gedacht. In meine Botschaft legte ich folgende Worte mit hinein: > *Benny möge leise sein; ohne zu bellen, möge sich Harmonie und Ruhe für die Nachbarn einstellen* <. Als ich dieses ausgesprochen hatte, wurde mir bewusst, nein, so darf die Botschaft nicht lauten. Das ist ein Hund, der muss auch mal bellen. Zu diesem Zeitpunkt wusste ich auch nicht, ob die Reiki-Energie Hunde zum Schweigen bringen könnte. Es war, wie alles bei Reiki, einen Versuch wert.

Nochmals begann ich, mich in die Reiki-Kraft einzustimmen. Mit Hilfe von *Sei He Ki* schickte ich diese Bitte: > *Benny möge mit Harmonie, Ruhe und Ausgeglichenheit erfüllt werden. Er möge sein Bellen von circa 05:00 Uhr bis circa 15:00 Uhr auf fremde Menschen beschränken* <. Dieses versiegelte ich mit *Cho*

Ku Rei. Der Hund bellte an diesem Tag immer noch, somit nahmen wir an, dass es nicht mit Reiki geklappt hat.

Das Unglaubliche geschah. Meine Bekannte rief mich am nächsten Tag ganz erfreut an und teilte mir mit, dass der Hund nicht mehr bellte. Ich fragte gleich: „Lebt er denn noch?". Da sie ihn aus dem Fenster beobachten konnte, sah sie, wie er aus seiner Hütte schaute; er schien ruhig und gelassen zu sein. Zu diesem Zeitpunkt war meine Bekannte bereits in den ersten Reiki-Grad eingeweiht und somit vertraut mit dieser schönen Energie.

Ich erinnerte mich an meine erste Botschaft für diesen Hund und bin heute noch erstaunt, dass der Hund nicht bellte.

Der Hund war vier Tage so ausgeglichen und ruhig, dass sich sicher die gesamte Umgebung wunderte. Nach den vier Tagen begann der Hund wieder ab und zu mit dem Bellen. Das war ja auch richtig. Aber nach vierzehn Tagen war er wieder der alte Kläffer. Somit schickte ich erneut dem Hund Harmonie, Ruhe und Ausgeglichenheit. Siehe da, er bellte wieder nur noch ab und zu.

Es ist aber nicht so, dass jeder Hund die gleiche Reaktion zeigt. Bei meiner Hündin „Tessa" habe ich manchmal das Gefühl, sie lehnt die Energie ab. Wenn ich ihr mit Fern-Reiki >*Harmonie und Ausgeglichenheit* < sende, verspüre ich oft heftige Energieströme in meiner Hand, doch die Reaktion danach ist sehr unterschiedlich. Da unser Grundstück an eine Straße grenzt, reagiert sie manchmal lauthals, wenn sie Geräusche vernimmt und dann wiederum gibt es Situationen, da lässt sie sich gar nicht stören. Auch Tiere sind individuelle Wesen.

Warzen-weg

Mein jüngster Sohn litt vor einiger Zeit unter Warzen an den Händen.

Bevor ich Reiki selber anwendete, ließen wir von einem Hautarzt eine Warze herausschälen. Diese wuchs leider wieder nach und es folgten noch einige.

Da mein Sohn keine Geduld und Zeit für eine Reiki-Behandlung aufbrachte, kam ich mit dem ersten Reiki-Grad nicht zum Zuge.

Im Besitz des zweiten Reiki-Grades behandelte ich die Warzen mit Fern-Reiki, indem ich mir die Hände vorstellte und die Energie fließen ließ.

Zwar spürte ich die Wärme an meinen Händen, aber die Warzen wollten sich nicht entfernen. Inzwischen waren es acht Warzen. So überlegte ich mir, jede Warze einzeln zu behandeln.

Von jeder Hand meines Sohnes nahm ich Handabdrücke. Ja, ganz professionell! Auf einem Stück Papier malte ich die Umrisse der daraufliegenden Hände mit einem Stift nach. Jede Warze wurde mit einem Punkt versehen.

Jetzt konnte ich mit einer Einzelbehandlung beginnen. Mit dem Fern-Reiki-Symbol stellte ich die Verbindung zu jeder einzelnen Warze her. Das Mentalheilungs-Symbol *Sei He Ki* nutzte ich für diese Botschaft: > *Liebes Reiki, stärke die gesunden Zellen. Die Warzenzellen mögen sich von den gesunden Zellen lösen* <. Mit *Cho Ku Rei* versiegelte ich die Reiki-Energie. Jede Warze behandelte ich auf diese Weise. Nach circa einem Monat waren die Warzen weg.

Schädelbruch

Es war Donnerstag, der 09. Mai 2002, als zwei Freunde meines Sohnes abends vor meiner Tür standen. Mein Sohn und drei seiner Freunde sind ohne Grund plötzlich von circa zehn Personen mit Fäusten und Füßen übelst verletzt worden. Fast jeden Sonntag bitte ich Reiki, Meister Usui und die Schutzengel um den göttlichen Schutz für meine Familie. Dazu stelle ich mit dem Fern-Reiki-Symbol Kontakt zu der jeweiligen Person her. Die Botschaft lautet immer: >*Liebes Reiki, stelle meinen Sohn D … unter den göttlichen Schutz* <. Nach meiner Botschaft versiegele ich die Reiki-Kraft mit *Cho Ku Rei.* An diesem Donnerstag verstand ich die Welt nicht mehr. Ich tröstete mich mit dem Gedanken, es hätte sicherlich noch viel schlimmer kommen können.

Mein Sohn erlitt einen Schädelbruch, einen Nasenbeinbruch und Prellungen. Über seinem Krankenbett installierte ich eine Reiki-Dusche. Diese füllte ich mit viel Heilenergie und Gesundheit. Die Reiki-Dusche installierte ich täglich neu. Zusätzlich behandelte ich die Verletzungen täglich mit Fern-Reiki. Das Schönste an dieser traurigen Sache war, dass ich nicht nutzlos auf Heilung warten musste. Ich war in dieser Zeit meinem Sohn ganz nahe, um Hilfe zu leisten. Durch die Fern-Reiki-Behandlung spürte ich genau, wo der Körper dringend die Heilenergie brauchte. Am dritten Tag hatte er kaum noch Schmerzen. Sieben Tage sollte mein Sohn einen Tropf erhalten. Nach fünf Tagen hatte sich sein Gesundheitszustand so gut stabilisiert, dass der Tropf nicht mehr nötig war, und nach acht Tagen wurde er aus dem Krankenhaus entlassen. Zwar war die Nase etwas schief und ein klein wenig geschwollen, aber sonst ging es ihm prima. Ich bin mir sicher, dass Reiki hier sehr unterstützend zur Heilung beigetragen hat.

Um Rachegefühle gegenüber den Schlägern aufzulösen, beziehungsweise nicht entstehen zulassen, stellte ich mit Hilfe von Fern-Reiki Kontakt zu dem 9. Mai 2002 her, um die damalige Situation zu harmonisieren. Ich versandte folgende Botschaft: >*Harmonie, innerliche Ruhe und Friede mögen meinen Sohn erfüllen. Alles Negative möge vor ihm Halt machen und sich im Nichts auflösen* <. Mein Sohn bleibt in Bezug auf diese Angelegenheit ruhig und gelassen. Er sagt selber: „Komisch, ich habe keine Rachegefühle. Es ist doch alles gut ausgegangen.“

Ich bin stolz auf seine Einstellung. Gewalt erzeugt wieder Gewalt.

Die Operations-Narbe und der Sonnenbrand

Während eines Urlaubes in Ägypten machte meinem Schwager die Narbe seiner Bandscheiben-Operation zu schaffen.

Meine Schwester legte am Strand ihre Hände auf diese Narbe und ließ die Reiki-Energie fließen. Dazu nutzte sie mit *Sei He Ki* diese Botschaft: > *Der Schmerz möge den Körper verlassen* <. Es vergingen keine 10 Minuten und die Narbe schmerzte nicht mehr. Zum Abschluss der Behandlung versiegelte sie die universale Energie mit *Cho Ku Rei.*

Die Haut meines Schwagers war leicht gerötet, als würde sich ein leichter Sonnenbrand einstellen. Das Kuriose war: An der Stelle, wo die Reiki-Hände die Operations-Narbe behandelt hatten, war von Sonnenbrand keine Spur. Lediglich die Handabdrücke waren hell sichtbar, wie aufgemalt und schmückten zwei Tage den Rücken.

Das dieses Ergebnis auf Reiki zurückzuführen sei, war meiner Schwester und ihrer Familie klar, aber wie sollte man fremden Menschen dieses erklären. Reiki ist nicht erklärbar; es wirkt immer zum Besten.

Solltest du einen Sonnenbrand verspüren, schicke Fern-Reiki auf deinen gesamten Körper. Dazu lege die Fern-Reiki-Leitung und sende mit *Sei He Ki* eventuell diese mögliche Botschaft: > *Viel wohltuende Energie schütze und heile meine Haut* <. Wenn du spürst, dass sich die Energie angenehm in deiner Hand anfühlt, versiegele die Reiki-Energie mit *Cho Ku Rei.*

Menstruationsbeschwerden

Sehr ungewöhnlich war bei mir, dass meine Menstruation ausblieb. Nach einer ärztlichen Untersuchung war laut eines Mediziners alles in Ordnung. Die Schleimhäute waren angeschwollen, so dass ich nach ärztlichem Hinweis in den nächsten Tagen mit meiner Monatsblutung rechnen konnte. Aus den nächsten Tagen wurden drei Wochen. Ich legte meine Hände auf meinen Bauch. Mit Hilfe des Fern-Reiki-Symbol´s nahm ich Kontakt zu meiner Gebärmutter auf. Zusätzlich verwendete ich *Sei He Ki* mit folgender Botschaft: > *Liebes Reiki, gehe in die Ursache der Blockade meiner Gebärmutter. Es möge sich meine Menstruation einstellen* <. Die Reiki-Energie versiegelte ich mit *Cho Ku Rei.* Drei Tage hintereinander führte ich mit dieser oben genannten Botschaft eine Reiki-Behandlung durch, jedoch ohne Erfolg. Ich bat Reiki um Hilfe, was ich verändern müsste. Meine damalige Eingebung war, ändere die Botschaft. Erneut legte ich die Hände auf meinen Bauch und behandelte mich mit Fern-Reiki. Dieses Mal lautete meine Botschaft: > *Liebes Reiki, gehe in die Ursache der Blockade meiner Menstruation. Es möge sich heute meine monatliche Menstruation einstellen. Reiki bringe Harmonie und mein inneres Gleichgewicht* <. Eine halbe Stunde nach meiner Eigenbehandlung setzte meine Monatsblutung ein. Ich konnte es selbst kaum glauben. Bei dieser letzten Behandlung gab ich noch zusätzlich > ***heute, Harmonie und inneres Gleichgewicht*** < in meine Botschaft hinein. Woher wollte ich eigentlich wissen, dass die Ursache bei meiner Gebärmutter zu finden sei?

Bei einer Verwandten von mir, gab es diesbezüglich die gleichen Probleme. Trotz guter ärztlicher Versorgung setzte auch bei ihr die Menstruation nicht ein. Da sie über den ersten Reiki-Grad verfügt, behandelte sie sich mehrere Tage; ohne Erfolg. Sie bat mich um eine Fern-Behandlung. So schickte ich während meiner Fern-Reiki-Behandlung ebenfalls die oben genannte

Botschaft. Und siehe da, circa drei Stunden später verzeichnete auch sie den gewünschten Erfolg.

Inzwischen teile ich diese Erfahrung auch mit meiner Schwester. Für mich ergab sich eine weitere Fern-Reiki-Behandlung. Auch hier behandelte ich mich, aufgrund des Ausbleibens der Menstruation. Es war an einem Mittwoch. Meine Botschaft war zwar identisch, doch dieses Mal fand ich es nicht passend, heute meine Menstruation zu erhalten, sondern lieber zum Wochenende. Reiki war wohl auch der Meinung und so erhielt ich meine Menstruation am Freitag.

Viele Erlebnisse verschafften mir großen Respekt, brachten mich aber auch zum Grübeln. Warum soviel Grübeln, Hauptsache es klappt! Reiki erfüllt mein Leben und ich genieße es mit großem Dank.

Hüftschmerzen

Zwar merkte meine Schwester schon in jungen Jahren, dass ein Hosenbein immer kürzer war, aber den Grund dafür erfuhr sie erst nach der Geburt ihres ersten Kindes. Die Ursache für die Verkürzung des Beines war eine Luxationshüfte, eine so genannte angeborene Hüftgelenksverrenkung, wobei der Hüftkopf aus der Hüftpfanne herausgleitet. Seit ihrer ersten Schwangerschaft stellten sich auch die ersten Schmerzen ein, die von Jahr zu Jahr zunahmen. So hatte sie sich auch schon mit dem Gedanken vertraut gemacht, dass sie später sicher ein künstliches Hüftgelenk bekommen müsste.

Mit dem 1. Reiki-Grad konnte sie die Schmerzen durch häufiges Handauflegen lindern.

Nach der Einweihung in den 2. Reiki-Grad behandelte sie sich mit Fern-Reiki. Ein Teddy symbolisierte ihre Person. Sie führte mehrere Ganzkörperbehandlungen durch. Mit dem

Menthalheilungs-Symbol *Sei He Ki* schickte sie Reiki in die Ursache der Blockade, mit der Bitte diese aufzulösen. Das Kraft-Symbol nutzte sie zum Versiegeln der Energie.

Nach diesen Behandlungen sind die Schmerzen nicht mehr spürbar, obwohl die Luxation der Hüfte noch besteht.

Zehverletzung

Am 11.11.2002 früh morgens, während ich meine Kleidung anzog, verletzte ich mir am Bett meinen Zeh. Der Schmerz war so heftig, dass ich mich aufs Bett fallen ließ und den Zeh mit Reiki behandelte. Gedanken; dass er hoffentlich nicht gebrochen sei, begannen in meinem Kopf zu kreisen. Inzwischen hatte sich der Zeh im Umfang verdoppelt und von helllila, blau bis dunkelrot verfärbt. Auch vor den Zehen verfärbte sich die Haut helllila. Es half nichts, ich musste zur Arbeit, trotz Schmerzen. Zum Arzt konnte ich immer noch gehen. Der Zeh war irgendwie wie taub, das fand ich auch wieder bedenklich.

Nach meiner Arbeit, die ich gut überstanden hatte, kam mir die Idee, meinen Hausschuh mit einem Symbolzettel zu präparieren. Der Schmerz hatte an diesem Tag schon etwas nachgelassen. Am Dienstag bettete ich den Zettel in meinen Straßenschuh um. Ich hatte den ganzen Tag keine Schmerzen verspürt. Am frühen Abend war ich schon sehr gespannt, wie mein Zeh wohl aussehen wird. Es war wie ein Wunder, ein kleines Stück oberhalb des Nagels war noch rot und ein schmaler Strich von circa einem Millimeter zog sich vom Nagel über den ganzen Zeh entlang. Nichts war blau oder tief dunkelrot, wie am Montag. Meine Mutter und mein Ehemann waren sehr beeindruckt. Gleich am Mittwoch früh beim Frühstück verkündete ich im Büro mein Erlebnis. Das Schöne für mich ist, dass fast alle Kolleginnen und ein Kollege Reiki praktizieren. Da auch sie über den zweiten Reiki-Grad verfügen, offenbarte ich, wie mein Zettel aussah. Auf diesen Zettel malte ich das Symbol „*Sei He Ki*“ und das Symbol „*Cho Ku Rei*“. Über das jeweilige Symbol schrieb ich einmal das „Mantra“. Das war alles; der Erfolg war so toll und überwältigend, ein Wunder eben.

Inzwischen male ich alle drei Symbole auf meine gefertigten Zettel. Das *Symbol-Zettel-Wunder* half schon bei Hüftbeschwerden, Kniebeschwerden, Magenschmerzen, Zahnschmerzen und Schulterbeschwerden. Seit meine Mutter diese Symbol-Zettel als ständige Begleiter bei sich hat, sind ihre Wadenkrämpfe fast verschwunden.

Meine Bekannte, von der ich dir schon berichtete, in dem Kapitel „Hoffnung“, legte sich die Symbol-Zettel in ihre Schuhe. Zwar durfte sie durch Reiki sehr gute Erfolge erfahren, aber das tägliche Herumlaufen mit den Symbol-Zetteln, verschaffte ihr eine unglaubliche Linderung ihrer Fußbeschwerden.

Herpes

Bei einem Friseurbesuch ergab sich eine Reiki-Behandlung für mich. Meine Friseurin, eine ehemalige Schulkameradin, glaubte nicht so recht an Reiki, alles nur Hokuspokus.

An ihrer Lippe hatte sich Herpes gebildet. Diese sichtbaren Bläschen sind mit Schmerzen verbunden und sehr unangenehm.

Das machte ihr wohl zu schaffen, denn plötzlich fragte sie mich, ob ich noch immer Reiki anwende. Ich bejahte ganz stolz. Auf diese Heilmethode lasse ich nichts kommen.
Sie bat mich, ihr zu helfen die Herpesbläschen los zu werden. Ihrer Bitte kam ich nach und versuchte mit Reiki behilflich zu sein.
Unter meinen Umhang sandte ich die Fern-Reiki-Energie mit

meiner Hand zu ihrer Lippe. Zusätzlich nutzte ich das Mentalheilungssymbol *Sei He Ki* und das Kraft-Symbol *Cho Ku Rei.* Meine Botschaft lautete: > *Gesundheit, Heilung und Harmonie* <. Etwas skeptisch stand ich der ganzen Sache ja gegenüber. Ich hatte zwar die Energie gesandt, wurde aber auch oft abgelenkt, unterhielt mich und war dadurch etwas unkonzentriert.

Eine Woche später, ich hatte gar nicht mehr an diese Behandlung gedacht, ging meine Schwester zum Friseur. Dankend erzählte ihr meine Friseurin, dass der Herpes an ihrer Lippe am nächsten Tag weg war.

Nun hatte auch ihre Kollegin Vertrauen zu Reiki gewonnen und erzählte von ihren Rückenschmerzen. Diese behandelte dann meine Schwester, während ihres Friseurbesuches, mit Reiki. Der Bedarf an Heilung ist so groß, dass es schön wäre, wenn viele Menschen sich dieser Methode bedienen würden.

Balance

Meine Mutter, heute eine Frau von über 70 Jahren, genoss die Reiki- Behandlungen, die wir, meine Schwester und ich, bei ihr anwandten. Die Energie tat ihr so gut, dass sie sich auch in Reiki einweihen ließ. Die täglichen Behandlungen verschafften ihr rundum Wohlbefinden. Bevor sie selber Reiki lernte, bereitete ihr das ständige Bedürfnis die Blase zu entleeren Kummer. Knapp im Supermarkt angekommen, suchte sie das erstgelegene „stille Örtchen" auf. Zu dem begleitete sie die Angst, eventuell keine Toilette zu finden. Die Blasendrangentleerung hat sich, dank Reiki, schon nach den ersten Behandlungen wieder normalisiert.

Meine Mutter hatte noch einen weiteren Erfolg mit Reiki. In den letzten Jahren machte sich bei ihr ein leichtes Wackeln des Kopfes bemerkbar. Auch hier trat eine Besserung ein. Inzwischen ließ sie sich in den 2. Reiki-Grad einweihen. Weiterhin führt sie täglich eine Ganzkörperbehandlung durch, wobei sie ab und zu zusätzlich die Symbole einsetzt. Jetzt tritt das Wackeln des Kopfes nur ganz selten und fast nicht mehr sichtbar auf.

Reiki bringt Körper, Geist und Seele in Balance.

Körpertraining

Was Reiki so bewirkt, ist einfach nicht vorhersehbar. Mein Schwager leidet leicht an Übergewicht. Da er in Hamburg arbeitet, circa 120 km vom Wohnort entfernt, pendelt er nicht täglich.

Meine Schwester sagte sich: „Ach, ich schicke meinem Schatz ein bisschen Liebe mit Fern-Reiki“, und außerdem diese Botschaft: > *Liebes Reiki, schenke meinem Mann ein neues Körperbewusstsein. Er möge seinen Körper trainieren und erkennen, dass er Übergewicht hat* <. Diese Botschaft sandte sie ihm die ersten zwei Tage circa 10 Minuten und dann wöchentlich einmal circa 5 Minuten. Für die Botschaft nutzte sie *Sei He Ki* und *Cho Ku Rei.*

Nach einem Monat kam die Wirkung. Er kaufte sich ein Fahrrad und fährt tatsächlich in Hamburg jeden Tag eine Stunde Rad. Ich konnte es genauso wenig fassen wie sie. Auf diese Idee ist er die ganzen zwölf Jahre nicht gekommen. Solange arbeitet er schon in Hamburg. Eins ist klar, meine Schwester hat beim Versenden der Botschaft niemals an Fahrrad fahren gedacht. Reiki wirkt für jeden so, wie es für ihn am sinnvollsten erscheint.

Angenommen, du leidest unter einem Herzfehler und Fahrrad fahren strengt dich zu sehr an, dann würde Reiki dich auf eine andere Idee bringen. Reiki ist einfach nicht erklärbar und das Resultat ist nicht immer gleich.

Wohnungssuche

In meinen Ausführungen berichtete ich dir, dass für meinen Sohn der Traum, in einem Autowerk zu arbeiten, in Erfüllung gegangen ist.

Da sich die Zusage kurzfristig ergeben hatte, musste mein Sohn innerhalb von sechs Tagen umziehen. Das bedeutete, wir brauchten schnell eine Wohnung, Möbel und so weiter. Circa 400 Kilometer könnte er unmöglich täglich fahren. Zeitungsanzeigen wurden intensiv studiert.

Ich bat Reiki um Hilfe. Mit dem Fern-Reiki-Symbol schickte ich die Energie in die Zukunft. > *Schön wäre eine möblierte Wohnung, preiswert und so schnell wie möglich* <. Mit *Cho Ku Rei* versiegelte ich die Reiki-Energie. Am nächsten Tag fand mein Mann im Internet, auf der Homepage von Wolfsburg, Wohnungsangebote direkt vom Arbeitgeber. Mein telefonischer Kontakt ergab eine Wohnung mit Möbeln, sogar eine Küche mit Kühlschrank; alles zum halben Mietpreis für das erste Jahr. Überglücklich bedankte ich mich wieder bei Reiki. Übrigens, bedanke ich mich immer, wenn ein Reiki-Wunsch in Erfüllung geht. Ja, sogar bei jeder Parklücke. Das so nebenbei erwähnt.

Gleich am Donnerstag konnten wir die Wohnung besichtigen und am Samstag erhielt mein Sohn den Schlüssel. So konnte er in aller Ruhe am Montag seinen ersten Arbeitstag beginnen.

Wohnung für die Tante

Auch meine liebe Tante hat sich von Reiki überzeugen lassen. Sie besitzt eine kleine Wohnung auf dem Darß. Diese Wohnung hat zwar schon eine Wasserleitung, aber leider noch keine Spültoilette. Also, alles in allem, die Miete ist sehr preiswert und der Vermieter bekundete kein Interesse an einer Modernisierung.

Somit wurde das Haus verkauft. Meine Tante wünschte sich, dass sie in diesem Haus wohnen bleiben durfte. Nach ihrer Flucht aus Ostpreußen, wurde es ihre neue Heimat. Wie heißt es so schön: „Einen alten Baum sollte man nicht verpflanzen."

Außer meiner Tante erhielten die anderen Mieter eine Kündigung ihrer Wohnung. Zu meiner Tante sagte der neue Vermieter, sie könnte hier wohnen bleiben; jedoch ein halbes Jahr müsste sie ausziehen, da das Haus komplett saniert werden muss. Das war eine freudige Nachricht.

Ältere Menschen sind etwas unsicher und ängstlich. So bat meine 76-jährige Tante den Vermieter höflichst um eine schriftliche Zusage, dass sie nach der Modernisierung in diesem Haus eine Wohnung zur Miete erhält. Die Antwort war nicht sehr nett. Er könnte ihr auch eine Kündigung geben. Meine Tante war sehr erschrocken und jetzt verständlicherweise total verunsichert.

Daraufhin nahm ich persönlich Kontakt zu diesem Vermieter auf. Es war ein sehr nettes und, ich glaube, auch ehrliches Gespräch. Anschließend schickte ich mit Fern-Reiki diese Botschaft: > *Harmonie und Frieden. Es möge sich alles zum Positiven für meine Tante wenden* <. Drei Tage später bekam meine Tante vom Vermieter eine schriftliche Bestätigung, dass sie eine 45 m2 große Wohnung mit Bad auf Lebenszeit in diesem Haus beziehen darf. Die Freude war riesengroß.

So hat Reiki auch in dieser Situation geholfen.

Vorstellungsgespräch

Menschen benötigen sichtbare Ergebnisse, um an die Reiki-Kraft zu glauben. Mein damaliges Reikibuch erschien manchem Leser etwas zu kompliziert. Sicher, wer noch keine Erfahrungen mit Reiki gesammelt hat, könnte meinen, viel Wissenschaft steckt hinter den Fachausdrücken Chakren, Energiekörper, Aura und so weiter. Jedoch ist Reiki einfach anzuwenden und etwas ganz Besonderes.

Eines Tages bat mich ein Kollege ganz nett um Hilfe. Seine Tochter hatte einen Termin für ein Vorstellungsgespräch. Das Mädchen war vor und während solcher Gespräche immer sehr aufgeregt und unruhig.

Am Vortag des Vorstellungstermins stimmte ich mich in die Fern-Reiki-Energie ein und nahm den Energie-Kontakt zu dem Mädchen auf. Mit dem Symbol *Sei He Ki* sandte ich diese Botschaft: > *Harmonie, Ausgeglichenheit und innere Ruhe mögen A ... begleiten. Reiki gehe in die Ursache der Unruhe mit der Bitte diese aufzulösen* <. Diese Energie ließ ich fließen, bis ich ein angenehmes Gefühl in meiner Hand verspürte. Mit *Cho Ku Rei* versiegelte ich die universale Energie. Anschließend legte ich erneut eine Fern-Reiki-Leitung, um Reiki für den nächsten Tag zu dem Vorstellungsgespräch zu deponieren. Mit *Sei He Ki* schickte ich diese Botschaft in die Zukunft: > *Es möge ein sehr gut verlaufendes Vorstellungsgespräch mit netten Gesprächspartnern werden. A ... möge eine tolle Ausstrahlung besitzen. Reiki möge bitte helfen, dass A ... die für sie geeignete Arbeitsstelle erhält* <. Zum Abschluss versiegelte ich die Reiki-Energie mit *Cho Ku Rei*.

Um auf Nummer sicher zu gehen, wiederholte ich dieses ein paar Mal. Es sollte ja auch zur vollsten Zufriedenheit wirken.

Als der Vater mir dann erzählte, wie begeistert seine Tochter von dem Gespräch war und dass sie sich nach diesem Tag viel selbstbewusster fühlte, war mir klar, das war Reiki´s Werk. Zwar erhielt sie für diese Arbeitsstelle keine Zusage, aber zwei Wochen später bot sich ihr eine andere Arbeitsstelle.

Die Eltern waren so positiv von der Reiki-Wirkung beeindruckt, dass auch sie den Wunsch hatten, die schöne Reiki-Kraft zu empfangen.

Wichtiges Gespräch

Es besteht die Möglichkeit für wichtige Gespräche oder für ein Seminar, den Raum in goldenes Licht zu hüllen. Mit diesem goldenen Licht gibst du sehr viel Liebe und Harmonie in die jeweilige Situation.

Eine Reiki-Praktizierende schickte für eine wichtige Arbeitsberatung Fern-Reiki. Ihre Botschaft für diesen Tag lautete: > *Harmonie fließe in die Arbeitsberatung. Positive Gedanken stellen sich ein. Alles Negative möge den Raum verlassen* <. In dieser Gesprächsrunde wurden offen und ehrlich Handlungsweisen kritisiert, um diese zu verbessern und abzuändern. Plötzlich verließ eine Teamleiterin während der Arbeitsberatung zornig und weinend den Raum. Die Reiki-Praktizierende konnte das erst nicht verstehen. Ihre Absicht mit der Botschaft war gut gemeint. Sie leitete diese Gesprächsrunde und war somit von dem Inhalt der Themen in Kenntnis gesetzt worden. Das veranlasste sie auch, Fern-Reiki für alle Teilnehmer zu schicken, um die kritische Situation zu harmonisieren. Jedoch bat sie Reiki um positive Gedanken in dieser Arbeitsberatung. Ob das dazu geführt hat, dass die Kollegin den Raum verließ, könnte man zwar annehmen, aber es war ganz bestimmt nicht so gewollt. Das heißt nicht, dass alle negativ denkenden Menschen fluchtartig den Raum verlassen, wenn du Fern-Reiki mit dieser genannten Botschaft schickst. Das Ergebnis nach einer Reiki-Anwendung ist nicht vorhersehbar, und manchmal eine Überraschung. In diesem Fall wurde die Beratung weitergeführt, und für alle Beteiligten ergab sich nach diesem Zwischenfall eine angenehme Gesprächsatmosphäre.

Unterstützung für Kinder und Jugendliche

Kinder handeln sehr oft intuitiv und sind für die göttliche Kraft viel offener. Wenn du deine Kinder von Anfang an mit Reiki begleitest, gestaltest du ihr Leben glücklicher.

Reiki ist eine wunderbare Hilfe bei Schulstress, Konzentrationsschwäche, Minderwertigkeitsgefühlen, Wachstumsveränderungen und vieles mehr. Den Kindern wird in der heutigen Zeit oft zuwenig Liebe und Zuneigung geschenkt. Nicht selten sind sie sich selbst überlassen. Die Mahlzeiten nimmt jeder alleine zu sich. Das Miteinander und Füreinander da sein, wird den Kinder in vielen Familien nicht vorgelebt. Dabei sind es doch nur wenige Jahre in unserem Leben, die wir bewusster gemeinsam mit unseren Kindern verbringen sollten.

Mit Reiki bist du in der Lage deinen Kindern viel Liebe zu schenken. Manchmal erwarten dich Überraschungen, die dir nie in den Sinn gekommen wären.

So schickte meine Schwester ihrem Sohn folgende Botschaft: > *Mein Sohn D ... möge verantwortungsbewusster werden und er möge sich bilden* <. Sie stellte sich vor, dass er vielleicht einmal ein Buch liest. Diese Botschaft sandte sie mit Fern-Reiki so circa zwei- bis dreimal in der Woche einen ganzen Monat lang. Dann das verblüffende Ergebnis. Ihr Sohn begann sich mit Kreuzworträtseln zu beschäftigen. Welch ein Erfolg!

Eifersucht

Reiki-Praktizierende besitzen mit dem zweiten Reiki-Grad ein sehr kraftvolles Instrument. Dieses bringt eine große Verantwortung für sich selbst und andere mit sich. Bevor du Fern-Reiki verschickst, durchdenke genau, welche Botschaft für diese Begebenheit sinnvoll wäre.

Eine Reiki-Praktizierende wurde von einer Bekannten um Hilfe gebeten. Die Bekannte sah in Reiki eine Chance, die Eifersucht ihres Ehemannes verschwinden zu lassen. Schön wäre es natürlich, wenn das so einfach geschehen könnte. Hinter Eifersucht verbergen sich Verlustängste und Minderwertigkeitsgefühle. Die optimalste Lösung ist, gemeinsam einen Weg zu finden. Eine Möglichkeit wäre, dass das Ehepaar sich gemeinsam für die Einweihung in die Reiki-Kraft entscheidet.

Für die Reiki-Praktizierende war es eine Herausforderung. Sie schickte zu dem Ehemann mit Fern-Reiki folgende Botschaft: > *Reiki möge in die Ursache der Blockade gehen und Herr Y … möge nicht mehr eifersüchtig sein* <. Als diese Botschaft vom Ehemann angenommen wurde, flippte dieser aus wie noch nie. Seine Eifersucht wurde nicht gebessert, sondern verschlimmert. Nicht nur die Ehefrau, sondern auch die Reiki-Praktizierende suchte nach Erklärungen, was dieser Ausbruch bedeutete. Nach einer Rücksprache grübelten wir gemeinsam. Nun könnte man vermuten, dass es sich eventuell um eine Erstverschlimmerung handelte. Oder, das Wort „nicht" wird in manchen Aussagen von der universalen Energie weggelassen und somit ist „mehr Eifersucht" entstanden. Die Reiki-Praktizierende hatte den Wunsch zu helfen und schickte nochmals Reiki. So lautete jetzt die Botschaft, wie folgt: > *Die Eifersucht möge seinen Körper verlassen und sich im Nichts auflösen. Harmonie stelle sich ein. Herr Y … möge seiner Ehefrau Vertrauen und Achtung schenken* < . Diese Botschaft wurde einmal täglich für circa 10 Minuten eine Woche lang versandt. Anschließend schickte die Reiki-Praktizierende diese Botschaft zur Partnerschaftsfestigung einmal wöchentlich einen Monat lang. Für eine gewisse Zeit legte sich die Eifersucht des Ehemannes.

Angebrannt, was nun?

Zwar bin ich in Bezug auf Reiki sehr testfreudig, jedoch zweifelte ich damals im Verlauf meines Reiki-Kurses für den zweiten Reiki-Grad an folgender Aussage meiner Reiki-Lehrerin: „*Sollte euch* (wir waren fünf Teilnehmer) *Essen anbrennen, könnt ihr es mit Cho Ku Rei wieder geschmackvoll machen*".

Meine Gedanken damals waren ganz klar: Ich hatte ja mit dem ersten Reiki- Grad, zum Beispiel mit der Pyramide, viel getestet und bin auch voll von Reiki überzeugt. Aber angebranntes Essen, schon der Geruch, das konnte ich mir nicht vorstellen! Prompt brannte mir nach dem Seminar abends mein Eintopf an. Natürlich war ich sauer und entsorgte ihn. Am zweiten Tag erzählte ich allen Teilnehmern und meiner Reiki-Lehrerin von meinem Erlebnis.

Da ich es nicht einmal versucht hatte, mein Essen geschmackvoll zu machen, entgegnete meine Reiki-Lehrerin: „*Bald wird dir wieder Essen anbrennen; Reiki möchte dich überzeugen*".

Auch ich konnte aus der Vergangenheit mit Reiki sagen, manchmal passierten schon eigenartige Dinge. Fünf Tage später brannte mir Fleisch an. In meinem ganzen Küchenleben ist mir selten etwas angebrannt. Ich koche sehr viel und gerne für meine Familie. Das Fleisch legte ich sofort in einen anderen Schmortopf. Wie du dir denken kannst, schickte ich dann mit *Cho Ku Rei* folgende Botschaft: > *Reiki möge dieses Fleisch mit aller Kraft in eine wohlschmeckende Mahlzeit umwandeln* <.
Es ist wahr: das Fleisch schmeckte nicht angebrannt. Meine Reiki-Lehrerin hatte Recht.

Ob diese oder ähnliche Erlebnisse, wir suchen immer nach Erklärungen. Finden wir keine, trösten wir uns mit dem Gedanken > Zufall <. Ich wurde von der universalen Energie schon so oft überrascht, dass ich an dem Wort > Zufall < jetzt zweifle.

Vorsicht, bissiger Hund!

Eine Reiki-Praktizierende gibt ihrem Hund vor jedem Spaziergang Fern-Reiki. Dieser Hund reagierte in der Vergangenheit sehr aggressiv auf fahrende Reifen. Ob Fahrrad oder Auto, es wurden die Zähne gezeigt und angegriffen.

Seit sie über den zweiten Reiki-Grad verfügt, bittet sie Reiki täglich um Hilfe. Sie weiß ja nicht, welches Gefährt ihren Weg kreuzt.

Mit dem Fern-Reiki-Symbol stellt sie den Kontakt zu ihrem Hund her. Anschließend nutzt sie *Sei He Ki* und ihre Botschaft lautet: > *Mein Hund möge ruhig und gelassen sein. Der Spaziergang möge harmonisch für uns beide werden* <. Fühlte es sich nicht gut in ihrer Hand an, nutzte sie *Cho Ku Rei* zur Energieverstärkung. Gegenwärtig ist dieses nicht mehr nötig, da der Energiefluss harmonisch verläuft. Sie wendet *Cho Ku Rei* an, um die universale Energie zu versiegeln. Dieses praktiziert sie schon seit über einem Jahr mit ihrem Hund. Wie schon mitgeteilt, schickt sie diese Botschaft täglich vor jedem Spaziergang.

Dieser Hund interessiert sich nicht mehr für fahrende Reifen. Er begleitet sein Frauchen treu und brav; ausgeglichen, ohne Bellen und Knurren.

Die Reiki-Praktizierende erzählte dieses voller Freude und Stolz. Nur zu gerne hätte ich gewusst, wie die Reaktion bei diesem Hund sein würde, wenn sie die Reiki-Behandlung nicht mehr durchführt. Da sie kein Risiko eingehen möchte, muss die Reiki-Kraft täglich her.

Ich kann schon verstehen, dass Reiki für manche Menschen nicht glaubwürdig erscheint. Viele Menschen möchten alles sehen und anfassen, um es zu glauben. Hier ist ein sichtbarer und hörbarer Beweis!

Meine Haustiere

Wie jedes Jahr lassen die Krähen ihren Abfall auf unserer Wiese liegen. Meine Hündin „Tessa“ liebt alles Fressbare, wie schon erwähnt.

Wie sollte es anders sein, immer der Nase nach fand sie so beim Auslauf einen tollen Knochen. Das Kommando: „Tessa hier und aus“ ignorierte sie. Ich wollte mit dem Kommando natürlich Gehorsam. Sie wollte lieber den Knochen und rannte vor mir weg. Unglaubliche Wut kam in mir hoch. Schnell versuchte ich mich in die Fern-Reiki-Energie einzustimmen. Als ich die Energie in meiner Hand spürte, sandte ich folgende Botschaft: > *Tessa möge ruhig und gelassen sein; sie möge den Knochen aus ihrem Maul fallen lassen* <. Dieses verstärkte ich mit *Cho Ku Rei.* Die Botschaft sagte ich bestimmt fünf- bis sechsmal. Während dieser, wie soll ich es nennen, Reiki-Zeremonie näherte sich langsam mein Hund. Der Hund blieb mit dem Knochen im Maul vor mir stehen. Ich sagte ganz ruhig: „Tessa aus“. Sie ließ den Knochen fallen. Auf unserem Rückweg ging ich bewusst an diesem Knochen mit ihr vorbei. Sie beachtete den Knochen nicht.

Jedoch habe ich festgestellt, dass ich Fern-Reiki immer wieder neu zu meinem Hund schicken muss, wenn ich einen gewissen Erfolg erzielen möchte. Diese Energie wirkt zu mindestens bei meinem Hund nur für eine kurze Zeit.

Schöne Erfolge erzielte ich auch bei unserem Kater Gibsy. Manchmal kommt es schon vor, dass Mister Gibsy, wie ich ihn häufig nenne, die Nacht zum Tag machen will, und somit um circa 04:00 Uhr an unsere Schlafzimmertür klopft. Schlafwandelnd lasse ich ihn dann ins Freie. In der Vergangenheit wiederholte sich dieses Spiel mehrere Nächte hintereinander, bis ich die Durchhaltetaktik anwandte und das Klopfen ignorierte, dann pegelte sich der Schlafrythmus unseres Katers wieder ein. Heute nutze ich Fern-Reiki und schicke dieses gezielt mit *Sei He Ki* und *Cho Ku Rei*. Meine Botschaft lautet: > *Liebes Reiki, bitte fließe zu meinem Kater Gibsy. Er möge einen ruhigen, gesunden Schlaf bis 05:45 Uhr haben* <. Das schicke ich circa 5 bis 10 Minuten. So verbleibt die nächste Nacht ohne Störung, und dieses bleibt viele Wochen so.

Gesucht und gefunden

Sogar beim Suchen von verlegten Gegenständen ist es möglich, Reiki um Hilfe zu bitten.

Ja, da staunst du sicher, Reiki ist vielseitig.

Einer von meinen goldenen Ohrringen war verschwunden. Eben hatte ich noch beide und nun war einer weg. Ich stellte mit Fern-Reiki Kontakt zu meinem Ohrring her, mit der Bitte, Reiki möge mir helfen meinen Ohrring zu finden. Anschließend verstärkte ich die Reiki-Energie mit *Cho Ku Rei*. Ich suchte vergebens nach dem Ohrring. Er musste in diesem Raum sein. Unglücklich wollte ich das Bad verlassen. Als ich die Tür öffnete, kam der Ohrring zum Vorschein. Er war unter die Tür gerutscht. Ich war überglücklich.

Inzwischen war Reiki mir behilflich beim Finden meiner Sonnenbrille, des Bohrfutterschlüssels und diverser Unterlagen.

Tod

Mit dem Thema „Tod“ wird sicherlich in jedem von uns eine Erinnerung des Schmerzes wach. Das bedarf keiner Worte. Irgendwann in ferner Zukunft kann keiner von uns diesem traurigen Ereignis ausweichen; auch wir nähern uns von Tag zu Tag dem Tod. Lebe jeden Tag, als sei es der Letzte!

Am 25.02.2002 ereilte uns früh morgens eine Nachricht auf unserem Anrufbeantworter mit der Bitte um Rückruf! Da es sich bei diesem Anruf um einen guten Bekannten unseres langjährigen Freundes handelte, war ich sehr beunruhigt. Ich vermutete das Schlimmste, dazu hatte ich auch allen Grund.

Die zweite Ehe unseres Freundes war im November 2001 ebenfalls gescheitert. Während er zur Spätschicht war, räumte seine Ehefrau heimlich die gesamte Wohnung aus. Sie hinterließ einen leeren Kühlschrank und den Hund, ohne den sie sich ihr Leben nicht mehr vorstellen konnte, laut ihrer eigenen Worte.

Unser Freund war am Boden zerstört. Dass die Beziehung schon eine Weile nicht glücklich war, erkannte er auch. Aber, dass seine Frau alles heimlich organisierte und ihn ohne Ankündigung mit der großen, leeren Wohnung zurückließ, überforderte ihn völlig.

Da er am 24.01.2002 sehr verzweifelt davon sprach, nicht mehr leben zu können, bot ich ihm an, zu uns nach Hause zu kommen. Ich erzählte ihm von Reiki und, dass ich ihm helfen möchte. Er aber zog sich wie in ein Schneckenhaus zurück und ließ niemanden so recht an sich heran.

An dem besagten Tag beunruhigte mich der Gedanke, dass er den Freitod gewählt haben könnte. So versuchte ich mit Fern-Reiki, Kontakt zu unserem Freund herzustellen. Jedoch ohne Erfolg. Ich konnte keine Lebensenergie von ihm in meiner Hand spüren.

Ein paar Stunden später bestätigte sich die traurige Befürchtung.

Gleich am Abend stellte ich erneut mit Hilfe von Fern-Reiki Kontakt zu unserem Freund her. Diesmal nahm ich nicht, wie üblich, das Geburtsdatum, sondern den Todestag. Es war beeindruckend, ich spürte wieder, wie die Energie in meiner Hand floss. Mit Hilfe von *Sei He Ki* schickte ich Harmonie, Frieden und unendlich viel Ruhe. Dieses versiegelte ich mit *Cho Ku Rei.*

Das war das Letzte, was ich für ihn tun konnte. Ich hoffe, dass seine Seele zur Ruhe gekommen ist.

Geldengel

Auf einem Sommerfest meiner Reiki-Lehrerin faszinierte mich eine Dame. Sie erzählte uns, dass sie den ersten Reiki-Grad besitzt und gerne zu ihren Engeln spricht. In der Innenstadt besitzt sie eine kleine Boutique. Zwar ist der Laden auch samstags geöffnet, jedoch fehlen die Kunden und der Umsatz.

Eines Tages – es war ein Samstag – bat sie ihren Geldengel um Hilfe. Wenn Menschen heute Geld für Kleidung ausgeben möchten, schicke bitte diese Kunden in meine Boutique. Das Unfassbare geschah! Kaum hatte sie ihren Wunsch ausgesprochen, kam der erste Kunde. So waren von Öffnungsbeginn bis Ladenschluss ständig Kunden in ihrer Boutique. Es war ein Kommen und Gehen. Der Umsatz an diesem Tag betrug eine erstaunliche Höhe. Überglücklich dankte sie ihrem Geldengel. Ihr Geldengel hat sicher die Not erkannt.

Hast du schon mal versucht, mit deinem Geldengel in Kontakt zu treten? Ich schon! Mit dem Fern-Reiki-Symbol legte ich die Leitung zu meinem Geldengel. Das Symbol *Sei He Ki* nutzte ich zum Versenden von Harmonie und Liebe. Ich bedankte mich von ganzem Herzen, dass mein Geldengel bis jetzt immer für meine Familie und mich sorgte. Mit *Cho Ku Rei* versiegelte ich die schöne Reiki-Energie. Du glaubst nicht, wie ich den Geldengel in meiner Hand spürte. Unglaublich, aber wahr! Probiere es aus!

Schutzengel

Überlebt jemand fast ohne Kratzer einen schweren Verkehrsunfall, wird oft gesagt: „Der hatte wohl einen Schutzengel". Ob einen oder mehrere Schutzengel, ich bin mir sicher, Schutzengel sind unsere ständigen Begleiter. Ja, ich bin davon überzeugt, dass sie immer ihr Bestes geben. Jedoch sollten sie nicht überfordert werden. Damit meine ich zum Beispiel, als Besitzer eines tollen, rasanten Fahrzeuges solltest du eine Kurve, die mit 60 km/h ausgeschildert ist, nicht mit 120 km/h befahren. Da würde der beste Schutzengel ins Schwitzen kommen.

Auch Schutzengel brauchen Liebe und Zuneigung. Sende ihnen auch mal ein Lob und sei dankbar; sie werden es zu schätzen wissen.

Eine sehr schöne Geste ist es, ihnen mit Fern-Reiki Harmonie, Liebe und Dankbarkeit zu senden.

Sicher benötigen auch sie viel Energie, um ihren alltäglichen Arbeiten gerecht zu werden. Zu mindestens erklärte ich mir so das heftige Kribbeln in meinen Handflächen, als ich die universale Energie zu den Schutzengeln meiner Familienmitglieder und zu meinem persönlichen Schutzengel sandte.

Danke

Mein Wunsch war es, dir in leicht verständlicher Form, die mir bekannten Einsatzmöglichkeiten und die Genialität von Reiki näher zu bringen. Ein herzliches Dankeschön, dass du mein Buch gelesen hast.

An dieser Stelle möchte ich mich bei der *„Universalen Lebensenergie“* und den *„Heiligen Kräften“* für die Wiederkehr meiner Gesundheit und dem damit verbundenen Ideenreichtum bedanken. Mein Dank gilt Frau Jutta Weitendorf, die mich in Reiki einweihte und mir so die Möglichkeit gab, mit der Energie von Reiki mein Leben zu verändern. Danken möchte ich meinem Sohn Alexander für das Mitwirken auf den Fotos, sowie meiner Schwester, meiner Mutter und allen, die mir von ihren Reiki-Erlebnissen erzählten. Für die Hinweise und Korrekturen danke ich Frau Marianne Joppe und meiner Nichte Sarah.

Mein besonderer Dank für die liebevolle Unterstützung und Liebe gilt meinem Ehemann Norbert.

Anhang

Ehrenkodex

Besonders liegt es mir am Herzen,

- die Lebensregeln von Dr. Mikao Usui in meinem Leben einfließen zu lassen und zu versuchen, diese zu verwirklichen.

- alle Reiki-Ausübende und Reiki-Meister zu achten und wertzuschätzen. Abstand davon zu nehmen, negative Meinungen und Behauptungen über andere Reiki-Praktizierende und Reiki-Meister zu äußern.

- eine freundliche und harmonische Zusammenarbeit zwischen allen Reiki-Praktizierenden und Reiki-Meistern zu schaffen.

- alle Klienten zu ermutigen, eigenständig zu entscheiden, von wem sie Reiki-Behandlungen empfangen möchten und bei wem sie eine Reiki-Ausbildung anstreben.

- intensiv an meiner eigenen Heilung zu arbeiten, so dass ich Reiki in allem, was ich tue, zum Ausdruck bringe.

- meine Erfahrungen und Möglichkeiten von Reiki-Anwendungen dem Klienten nahe zu bringen, keine Heilungserfolge zu garantieren und Reiki nicht als Ersatz, sondern zur Unterstützung für medizinische oder psychiatrische Behandlungen anzuwenden.

Mögliche Botschaften für Reiki-Praktizierende

1. Gesundheit
2. Heilung
3. Augen
4. Haare
5. Haut
6. Ohren
7. Gewichtsprobleme
8. Unterstützung für Jugendliche
9. Schule
10. Arbeitsplatz
11. Arbeitsstelle finden
12. Konflikte
13. Schutz

Gesundheit

- Liebes Reiki, bringe Gesundheit, Harmonie und Liebe in meinen Körper.
- Liebes Reiki, gib mir Gesundheit und liebevolle Gedanken.
- Liebes Reiki, erhalte mein harmonisches Gleichgewicht.
- Gesundheit, Liebe und Frieden erfüllen mein Leben.
- Die universale Energie durchströmt jede Zelle meines Körpers.
- Mein Körper ist von Gesundheit und Liebe erfüllt.
- Gesundheit und mein inneres Gleichgewicht stellen sich ein.
- Liebes Reiki, bringe Entspannung und Harmonie auf allen Ebenen.

Meine Notizen

✧ ....
....

✧ ....
....

✧ ....
....

✧ ....
....

Heilung

- Liebes Reiki, bringe Heilung, Harmonie und Liebe in meinen Körper.
- Liebes Reiki, gehe in die Ursache der Blockade und löse diese auf.
- Ich ziehe das goldene, heilende Licht heran.
- Das heilende Licht möge Körper, Geist und Seele erfüllen.
- Das heilende Licht gibt mir die Ganzheit zurück.
- Vollständige Heilung geschieht durch die universale Energie.
- Liebes Reiki, gib mir die Kraft meine Gesundheit wieder zu erlangen.
- Heilende Energie durchströmt meinen Körper und versorgt jede Zelle.

Meine Notizen

✧ ....
....

✧ ....
....

✧ ....
....

✧ ....
....

Augen

- Meine Augen sehen von Tag zu Tag besser und deutlicher.
- Ich sehe alles klar und deutlich.
- Meine Augen werden von Tag zu Tag schöner und strahlender.
- Mit meinen Augen sehe ich alles, was für mich wichtig ist.
- Ich betrachte gerne das Leben, was ich erschaffen habe.
- Nach allen Seiten richtet sich mein wunderschöner Blick.
- Ich besitze vollkommene Sehkraft.
- Meine Augen sehen kristallklar und zeigen mir meinen Weg.

Meine Notizen

✧ ....

✧ ....

✧ ....

✧ ....

Haare

- Meine Kopfhaut gibt meinem Haar einen gesunden Nährboden.
- Liebevolle Gedanken massieren meine Kopfhaut; meine Haare wachsen üppig.
- Meine Haare mögen an Fülle zunehmen.
- Gesunde, kräftige, schöne Haare schmücken mein Haupt.
- Schönes, glänzendes, kräftiges Haar möge mir wachsen.
- Liebes Reiki, bringe kräftigen, schönen Haarwuchs.

Meine Notizen

✧ ....
....

✧ ....
....

✧ ....
....

✧ ....
....

Haut

- Meine Haut wird von Tag zu Tag straffer, glatter und schöner.
- Meine Haut ist jugendlich schön, zart und straff.
- Meine Zellen besitzen ewige Jugend.
- Liebes Reiki, meine Haut möge sich erneuern, zart und straff werden.
- Liebes Reiki, bringe strahlende Schönheit für meine Haut.
- Liebes Reiki, nähre und schütze meine schöne Haut.
- Wunderschöne Haut umgibt meinen Körper.

Meine Notizen

✧ ....
....

✧ ....
....

✧ ....
....

✧ ....
....

Ohren

- Liebes Reiki, durchströme meine Ohren und erfülle sie mit Harmonie.
- Meine Ohren hören von Tag zu Tag besser und deutlicher.
- Meine Ohren hören alles, was für mich wichtig ist.
- Meine Ohren hören klar und deutlich.
- Schöne Botschaften höre ich mit Liebe.
- Liebevoll erlausche ich die Freuden des Lebens.

Meine Notizen

✧ ....
....

✧ ....
....

✧ ....
....

✧ ....
....

Gewichtsprobleme

- Ich werde von Tag zu Tag schlanker.
- Ich werde von Tag zu Tag kräftiger.
- Liebes Reiki, hilf, dass ich mein Idealgewicht erreiche.
- Liebes Reiki, schenke mir ein neues Körperbewusstsein.
- Ich möge mich gesund ernähren und auf gesunde Weise mein Gewicht reduzieren.

Meine Notizen

✧ ....
....

✧ ....
....

✧ ....
....

✧ ....
....

Unterstützung für Jugendliche beim Erwachsenwerden

- Harmonie fließe in den Körper von (Name der Person).
- Das seelische Gleichgewicht stelle sich ein.
- (Name der Person) möge Verantwortung für sich selbst tragen.
- (Name der Person) möge positiv in die Zukunft schauen.
- (Name der Person) spürt die innere Stärke und wird selbstständiger.
- (Name der Person) möge von Tag zu Tag selbstbewusster und kontaktfreudiger werden.
- Liebes Reiki, fließe in den Körper von (Name der Person) und erfülle ihn mit innerer Zufriedenheit.

Meine Notizen

✧ ....
....

✧ ....
....

✧ ....
....

✧ ....
....

Schule

- (Name der Person) möge das Gelernte sehr gut anwenden.
- Innerliche Ruhe, Harmonie und Ausgeglichenheit begleiten (Name der Person).
- Die Auffassungsgabe und Konzentration werden von Tag zu Tag besser.
- Das Lernen möge (Name der Person) Freude bereiten.
- Die gestellten Aufgaben möge (Name der Person) in der vorgegebenen Zeit richtig erfüllen.
- (Name der Person) möge das Gehörte schnell aufnehmen und erfassen.
- Die schulischen Leistungen mögen sich von Tag zu Tag verbessern.
- (Name der Person) möge eine sehr gute Auffassungsgabe besitzen.

Meine Notizen

✧ ....
....

✧ ....
....

✧ ....
....

✧ ....
....

Arbeitsplatz

- Liebes Reiki, hilf mir, bei der Arbeit glücklich zu sein.
- Liebes Reiki, befreie mich von allen beruflichen Ängsten und Konflikten.
- Ich möge meine Arbeit liebevoll und mit Freude verrichten.
- Ich möge mit innerer Ruhe und in Harmonie meine Arbeit erledigen.
- Ich spüre meine Stärke und wachse mit meinen Aufgaben.
- Ich möge mein gesetztes Ziel erreichen.
- Ich möge einen schönen, harmonischen Arbeitstag erleben.
- Liebes Reiki, schaffe eine angenehme Atmosphäre an meinem Arbeitsplatz.
- Alle Kollegen mögen nett und liebevoll miteinander umgehen.

Meine Notizen

✧ ....
....

✧ ....
....

✧ ....
....

✧ ....
....

Arbeitsstelle finden

- Türen und Tore öffnen sich für eine wundervolle Arbeit.
- Liebes Reiki, hilf mir, eine Arbeitsstelle mit voller Erfüllung zu finden.
- Liebes Reiki, führe mich auf den rechten Weg zu der Arbeit meines Herzens.
- Alle Türen öffnen sich zu der Arbeitsstelle, die für mich geeignet ist.
- Die für meine Qualifikation bestmöglichste Arbeitsstelle möge sich mir bieten.
- Es möge sich eine erfüllende Arbeitsstelle für mich bieten.

Meine Notizen

✧ ....
....

✧ ....
....

✧ ....
....

✧ ....
....

Konflikte

- Harmonie, Friede, Freude und Freundschaft sollen mich, dich, euch umgeben.
- Mein Haus möge von Liebe und Fricden erfüllt sein.
- Liebe und Frieden herrschen in Harmonie.
- Ich schließe Freundschaft und vergebe allen.
- Universale Energie durchflutet mein Bewusstsein und alle negativen Gedanken lösen sich auf.

Meine Notizen

✧ ....
....

✧ ....
....

✧ ....
....

✧ ....
....

Schutz

- Liebes Reiki, stelle meinen Sohn unter den göttlichen Schutz.
- Nichts und niemand stört unseren Frieden.
- Nur mir gutgesinnte Menschen mögen mein Haus erreichen.
- Alles Negative möge vor meinem Haus Halt machen und sich im Nichts auflösen.
- Ein Ort des Lichtes bietet mir ewigen Schutz.
- Die Mächte der universalen Energie vertreiben alles Böse.
- Liebes Reiki, schütze alle um mich herum.

Meine Notizen

✧ ....
....

✧ ....
....

✧ ....
....

✧ ....
....